suhrkamp taschenbuch
wissenschaft 1049

Dieser Band ist aus Vorträgen hervorgegangen, die auf dem Zweiten Internationalen Selbstpsychologie-Symposion 1991 in Dreieich zum Thema »Sexualität und Aggression aus der Sicht der Selbstpsychologie« gehalten wurden. Anlaß zur Kontroverse mit Kritikern der Selbstpsychologie boten von Anfang an sowohl der Stellenwert, den die Sexualität in der Selbstpsychologie genießt, als auch die Vorstellungen über die Pathogenese der Aggression.

Daher gibt Peter Kutter zu Beginn einen Überblick über die historische Entwicklung der Rolle der Sexualität und Aggression in der Psychoanalyse, während André Haynal die Geschichte der Behandlungstechnik, beginnend mit Freud über Ferenczi und Balint bis zu Kohut, aufzeichnet.

Joseph Lichtenberg entwickelt gemäß seinem motivationssystemischen Ansatz die Entstehung von Selbstbehauptung, Ärger, Wut und Destruktivität; Paul Ornstein formuliert die selbstpsychologische Theorie zur Erklärung dieser Phänomene.

Ernest Wolf differenziert zwischen sinnlichem Vergnügen, sexueller Erregung und narzißtischer Lüsternheit, indem er die unterschiedlichen Folgen aufzeigt, die die Regression für ein starkes, ein verletzliches oder ein defektes Selbst bedeutet. Anna Ornstein beschreibt anhand eines Fallbeispiels erotische Leidenschaft als Form einer Sucht. Gemäß dem Verständnis der Selbstpsychologie betrachtet sie diese Phänomene unter dem Gesichtspunkt des Selbstheilungsversuchs und Schutzes gegenüber drohender Leere und Depression.

Sexualität und Aggression aus der Sicht der Selbstpsychologie

Herausgegeben von
Christel Schöttler und Peter Kutter

Suhrkamp

Die Deutsche Bibliothek – CIP-Einheitsaufnahme
Sexualität und Aggression aus der Sicht der Selbstpsychologie /
hrsg. von Christel Schöttler und Peter Kutter. –
1. Aufl. – Frankfurt am Main :
Suhrkamp, 1992
(Suhrkamp-Taschenbuch Wissenschaft ; 1049)
ISBN 3-518-28649-8
NE: Schöttler, Christel [Hrsg.]; GT

suhrkamp taschenbuch wissenschaft 1049
Erste Auflage 1992

Satz und Druck: Wagner GmbH, Nördlingen
Printed in Germany
Umschlag nach Entwürfen von Willy Fleckhaus und Rolf Staudt

1 2 3 4 5 6 – 97 96 95 94 93 92

Inhalt

Vorwort

Vom 30. Mai bis 2. Juni 1991 fand in Dreieich das 2. Internationale Selbstpsychologie-Symposium statt. Das Rahmenthema »Sexualität und Aggression aus der Sicht der Selbstpsychologie« war auf Wunsch der Teilnehmer des ersten Symposiums, 1988 in Dreieich, gewählt worden.
Der Begriff »Selbstpsychologie« geht auf den Arzt und Psychoanalytiker Heinz Kohut (1913-1981) zurück. Kohut wurde in Wien geboren, und ebenso wie Sigmund Freud war er zur Emigration gezwungen. In den USA lehrte er am Psychoanalytischen Institut in Chicago. Heinz Kohut war von 1964 bis 1965 Präsident der Amerikanischen Psychoanalytischen Vereinigung, ab 1965 einer der Vizepräsidenten der Internationalen Psychoanalytischen Vereinigung und ab 1971 für mehrere Jahre Vizepräsident der Sigmund Freud Archive. Gegen Ende der 60er und in der ersten Hälfte der 70er Jahre hielt er sich häufig in Europa auf; besonders in Westdeutschland und in der Schweiz sprach er in Vorträgen über seine Ideen. Am 12. 10. 1969 hielt er die Laudatio anläßlich der Verleihung des Friedenspreises des Deutschen Buchhandels an Alexander Mitscherlich in Frankfurt und am 7. 10. 1970 den Festvortrag anläßlich des 50jährigen Bestehens des Berliner Psychoanalytischen Instituts (Karl Abraham Institut).
Wie häufig in der Geschichte der Psychoanalyse schlug die anfänglich große Begeisterung, mit der die Arbeiten Kohuts auch in Deutschland aufgenommen wurden, in heftige Kritik um; seitens der Hauptströmung der Psychoanalyse wurde Kohut fortan weitgehend ignoriert und totgeschwiegen, so daß es einzelnen Analytikern überlassen blieb, seine und seiner Nachfolger Gedanken hierzulande weiter bekanntzumachen.
Dank gilt in besonderem Maße Lotte Köhler (1978), die bereits 1974 Heinz Kohut – mit Unterstützung der René Spitz Gesellschaft – nach München eingeladen und anschließend mehrere Tagungen mit ihm in München organisiert hatte, zu denen auch einige seiner engsten Mitarbeiter und Freunde kamen: Michael Basch, Arnold Goldberg, Anna und Paul Ornstein, Marian und Paul Tolpin, Ernest S. Wolf sowie die Kleinkindforscher Joseph D. Lichtenberg und später Daniel Stern. Von deren Forschungser-

gebnissen hatte sich Kohut bereits früh die Bestätigung seiner Theorien erhofft. In Korreferaten stellten auf diesen Tagungen auch Brandschaft, Horowitz, Shane und Storolow ihre Arbeiten zur Diskussion.

1983 initiierte Heinz Walter auf Schloß Langrain am Bodensee dann die erste mehrtägige Selbstpsychologie-Veranstaltung mit Anna und Paul Ornstein. 1988 fand – wie bereits erwähnt – in Dreieich das 1. Selbstpsychologie-Symposium statt. (Die dort gehaltenen Vorträge sind publiziert in dem Band: *Selbstpsychologie*, hg. von Peter Kutter, Verlag Intern. Psychoanalyse, 1989.)

Die von Heinz Kohut entwickelte Psychologie des Selbst ist der derzeit jüngste Zweig oder die letzte Erweiterung der Psychoanalyse. Da Freud kindliche sexuelle Triebe und ihre Abkömmlinge als Ursache psychischer Störungen ansah, behandelte er Psychoneurosen, indem er unbewußte Konflikte mittels Deutungen bewußt machte. Weiterentwicklungen der Psychoanalyse, wie zum Beispiel die Ich-Psychologie, die Kleinsche Schule, die der Objektbeziehungstheoretiker oder die Lacansche Schule, behielten das triebzentrierte Denkmodell bei.

Kohut jedoch war aufgefallen, daß viele Menschen unserer Zeit eher an einer *Störung des Selbst* litten, die sich in Gefühlen von Sinnlosigkeit und Leere äußerte und die auf die Analyse und Deutung unbewußter Konflikte allein nicht gut ansprach. Er konzeptualisierte daher eine Entwicklungslinie des Selbst und verlagerte damit den Schwerpunkt seines Interesses weg von der Sexualität, was ihm bis heute den Vorwurf der Dissidenz einbringt, obwohl er – trotz aller gegenteiligen Behauptungen – die zentrale Bedeutung der ödipalen Phase beibehielt und sich intensiv mit den Phänomenen der Sexualisierung auseinandersetzte.

In zahlreichen Publikationen, die inzwischen auch in Deutschland erschienen sind (1973: *Narzißmus*, 1975: *Die Zukunft der Psychoanalyse*, 1977: *Introspektion, Empathie und Psychoanalyse*, 1979: *Die Heilung des Selbst*, 1987: *Wie heilt die Psychoanalyse*, alle im Suhrkamp Verlag), führte Kohut seine Gedanken zur Entwicklung des Selbst aus und beschrieb ausführlich die narzißtischen Störungen (Störungen des Selbst) als Folge schädigender und kränkender Selbstobjekt-Erfahrungen, denen der Mensch in seiner Entwicklung durch eine oft unempathische Umgebung unvermeidlich ausgesetzt ist. Kohut sprach in diesem Zusammenhang von der tragischen Seite des Menschseins.

Dabei betonte er die lebensnotwendige Bedeutung, die die Selbstpsychologie der Funktion der Selbstobjekte und der Selbstobjekt-Erfahrungen bzw. -Erlebnisse beimißt, damit sich der Kern des Selbst als das »Zentrum unseres individuellen psychologischen Universums« entwickeln kann und ein stabiles Selbst mit struktureller Kohärenz sowie mit vitaler Kraft lebenslänglich aufrechterhalten werden kann.

Es ging ihm dabei vor allem um die intrapsychische Perspektive der Selbstobjekt-Erfahrungen, die Kinder mit Objekten, das heißt mit den für die Pflege zuständigen Menschen, machen, indem diese lebensnotwendige Selbstobjekt-Funktionen, wie empathische Unterstützung, Bestätigung, Anerkennung etc., für das Kind ausüben. Spiegelnde, idealisierende, alter-ego-, gegensätzliche und verschmelzende Selbstobjekt-Erlebnisse wurden von Kohut ausführlich beschrieben, einschließlich der daraus resultierenden spezifischen Übertragungsformen.

Ernest S. Wolf, der den derzeitigen Stand der Selbstpsychologie inzwischen in seinem Buch *Treating the Self* (The Guilford Press 1988 und demnächst in deutsch bei Suhrkamp) ausführlich dargestellt hat, hebt besonders hervor, daß das Selbstobjekt eine *Funktion* ist und nicht eine Person, die etwa wie ein Objekt von außen her gesehen werden kann. Selbstobjekt-Erfahrungen und -Erlebnisse, sagt er, werden durch die Mutter oder andere Personen hervorgerufen, und eine Selbstobjekt-Erfahrung ist jede Erfahrung, die die Funktion erfüllt, ein strukturiertes Selbst herbeizuführen oder zu erhalten. Zwischen dem Selbst und seiner Umgebung gibt es sowohl eine interpersonelle, aber auch – für die Psychoanalyse vor allen Dingen wichtig – eine intrapsychische Selbstobjekt-Erfahrung, womit er darauf hinweist, daß sich die Selbstpsychologie ihrem Selbstverständnis nach nahtlos an die klassische Theorie anschließt.

Herausragend ist in Kohuts Denken der Begriff der Empathie (Freuds Begriff »Einfühlung«), das heißt die Fähigkeit, sich in den anderen einzufühlen, oder – frei nach Evelyne A. Schwaber (1981, 1988) zusammengefaßt – die Fähigkeit, die Welt mit den Augen des anderen, »und zwar in der Sichtweise des Patienten«, zu sehen. Der Funktion der Empathie als selbsterhaltendes und stärkendes Selbstobjekt-Erlebnis wird daher eine vorrangige Rolle in Kohuts Konzept zugemessen.

Bekanntlich wurden die Triebe von Kohut als Erfahrung des Ge-

triebenseins und bestimmte Formen der Sexualität und Aggression als Zerfallsprodukte des Selbst infolge von Unterbrechungen in der Beziehung zwischen dem Selbst und seinen Selbstobjekten beschrieben und somit als Versuch, das Selbst vor dem endgültigen Verlust der Kohäsion zu schützen.
Diese Phänomene, die nicht nur im Alltag, sondern gerade auch im analytischen Prozeß immer wieder minutiös zu beobachten sind, werden im vorliegenden Band ausführlich beschrieben; dabei geht es auch um die Veränderungen, die die oben ausgeführten Gedanken Kohuts für das analytisch-therapeutische Vorgehen mit sich bringen.
Die Veranstalter des 2. Selbstpsychologie-Symposiums in Dreieich, Janos Paál, Peter Kutter und ich, danken unseren amerikanischen Freunden und Referenten, Herrn Haynal aus der Schweiz sowie allen Teilnehmern und Mitarbeitern der Tagung.

Christel Schöttler

Literatur

Englert, Ewald H. (Hg.): *Psychoanalyse*, Fellbach: Bonz Verlag, 3. Jahrgang, Band 2 und 3, 1982.
Köhler, Lotte: »Über einige Aspekte der Behandlung narzißtischer Persönlichkeitsstörungen im Lichte der historischen Entwicklung psychoanalytischer Theoriebildung«, in: *Psyche* 32, 1978, 1001-1058.
Kohut, Heinz: *Die Heilung des Selbst*, Frankfurt/Main: Suhrkamp 1979.
– *Die Zukunft der Psychoanalyse*, Frankfurt/Main: Suhrkamp 1975.
– *Introspektion, Empathie und Psychoanalyse*, Frankfurt/Main: Suhrkamp 1977.
– *Narzißmus*, Frankfurt/Main: Suhrkamp 1973.
– *Wie heilt die Psychoanalyse?*, Frankfurt/Main: Suhrkamp 1987.
Kutter, Peter/Rául Páramo-Ortega/Peter Zagermann (Hg.): *Die psychoanalytische Haltung*, München: Verlag Internationale Psychoanalyse 1988.
Kutter, Peter: *Moderne Psychoanalyse*, München: Verlag Internationale Psychoanalyse 1989.
Schwaber, Evelyne A.: »Empathy: A Mode of Analytic Listening«, in: *Psychoanalytic Inquiry* 1, 1981, 357-392.
– »Rekonstruktion und Wahrnehmungserleben«, in: Kutter, Peter, u. a.: *Die psychoanalytische Haltung*, München, Verlag Internationale Psychoanalyse 1988, 207-230.

Wolf, Ernest S./Anna Ornstein/Paul H. Ornstein/Joseph D. Lichtenberg/Peter Kutter: *Selbstpsychologie*, München: Verlag Internationale Psychoanalyse 1989.
Wolf, Ernest S.: *Treating the Self*, New York und London: The Guilford Press 1988 (deutsche Übersetzung in Vorbereitung).

Peter Kutter und Christel Schöttler
Einleitung

Im ersten der Beiträge des vorliegenden Bandes, die sich alle um ein neues Verständnis zweier elementar wichtiger menschlicher Aspekte drehen, nämlich Sexualität und Aggression, gibt Peter Kutter eine Übersicht über die klassische Triebtheorie, wie sie von Freud begründet und von seinen Nachfolgern innerhalb der Hauptströmung der Psychoanalyse weiterentwickelt wurde. Die Sexualitätstheorie der Psychoanalyse wird als schlüssige und in der Praxis sich täglich bewährende Theorie dargestellt; die psychoanalytische Theorie der Aggression dagegen erscheint eher als problematisch. Schwächen und Mängel beider Theorien werden nicht verschwiegen.

Eine schöne Überleitung zur Selbstpsychologie gibt der Beitrag André Haynals. Hier geht es um die Entwicklung der psychoanalytischen Technik. Dabei wird deutlich, daß die Psychoanalyse mit den Vorstellungen Sigmund Freuds zur Methode und Technik nie ganz zufrieden war. Sandor Ferenczi und in seiner Nachfolge Michael Balint entwickelten hier eine echte Alternative, die als ungarische Schule bekannt geworden ist. In ihr sind manche Elemente der Selbstpsychologie vorweggenommen. Deswegen gehört dieser auf den ersten Blick vielleicht nicht selbstpsychologisch ausgerichtete Beitrag der ungarischen Schule unbedingt in diesen Band, ist er doch geeignet, von der klassischen Psychoanalyse über die ungarische Schule zur eigentlichen Selbstpsychologie hinzuführen.

André Haynal, geboren in Ungarn, ist Psychoanalytiker und lehrt an der Universität Genf. Er ist ein herausragender Kenner der verschiedenen Richtungen der Psychoanalyse, besonders im Hinblick auf die klassisch distanzierte Haltung und die ungarische Schule (vgl. sein Buch *Die Technik-Debatte in der Psychoanalyse*, 1989). In seinem Beitrag, in dem er neu zugänglich gewordene Briefe Ferenczis auswertet, gibt er eine neue Interpretation der sich widersprechenden Empfehlungen, wie sich Analytiker Patienten und besonders Patientinnen gegenüber verhalten sollen. Die Psychoanalytiker der ersten Generation bemerkten schnell, daß die neurotischen Störungen ihrer Patienten und Patientinnen viel mit Liebe zu tun hatten, mit unerfüllten Wünschen, Ängsten und Enttäuschungen. Damit begaben sie sich auf ein Gebiet, in dem es nicht allen gelang, neutral zu bleiben: C. G. Jung verstrickte sich in eine Liebesbeziehung zu Sabina Spielrein. Bei Ferenczi scheint sich ähnliches abgespielt zu haben, wie neuentdeckte Briefe erkennen lassen. Zuvor hatte Wilhelm Breuer aus Angst vor den Liebeswünschen der Anna O. die Frau und die Psychoanalyse geflohen. Gelang es aber, den oft starken Gefühlen der Patientinnen standzuhalten und einfühlsam damit umzugehen, dann fühlten sich diese verstanden. Ihre Heilung erscheint insofern als »Liebesheilung«, wie es in Band I der *Protokolle der Wiener Psychoanalytischen Vereinigung* (S. 96) aus dem Jahre 1907 heißt.

Freud vermochte den nötigen Abstand zu wahren, obwohl auch ihm Anfechtungen unzweideutiger Art nicht fremd waren. Haynal geht in seinem Beitrag auf die Umstände dieser amourösen Gefahren näher ein, gestützt auf Äußerungen aus Briefen. Dadurch wird neues Licht auf Bereiche geworfen, die bisher noch im dunkeln lagen, etwa auf die Entscheidung für eine neutral-distanzierte Haltung, wie sie Freud im berühmten Chirurgenvergleich seinen jungen Kollegen empfahl: »Die Rechtfertigung dieser vom Analytiker zu fordernden Gefühlskälte (sic, P. K.) liegt darin, daß sie für beide Teile die vorteilhaftesten Bedingungen schafft, für den Arzt die wünschenswerte Schonung seines eigenen Affektlebens, für den Kranken das größte Ausmaß von Hilfeleistung, das uns möglich ist« (1912, 381). Sandor Ferenczi und, in noch größerem Ausmaß, Wilhelm Groddeck verhielten sich anders, waren offen und herzlich zu ihren Patienten, stellten sich gefühlvoll auf deren Affekte ein und versuchten, mit menschlicher Zuwendung näher auf sie einzugehen.

Damit kamen die Analytiker der ungarischen Schule nahe an das heran, was heute in der Selbstpsychologie vertreten wird, nämlich sich ruhig als sogenanntes Selbstobjekt nutzen zu lassen. Haynal zeigt in eindrucksvoller Weise, wie sich die psychoanalytische Technik im Umgang mit den Patienten, besonders in den im vorliegenden Buch betonten Bereichen der Sexualität und Aggression, nicht unabhängig von den Personen der Psychoanalytiker der ersten Stunde entwickelt hat.

Joseph D. Lichtenberg, Autor der beiden vielbeachteten Bücher

Psychoanalyse und Säuglingsforschung (1991) und *Psychoanalysis and Motivation* (1989), arbeitet in seinem Beitrag »Haß im Verständnis der Selbstpsychologie« klar heraus, daß sich die bisherigen triebpsychologischen Aggressionstheorien mit großer Wahrscheinlichkeit wissenschaftlich nicht halten lassen. Wut als ungerichtete Aggression und Haß als gezieltes aggressives Verhalten sind vielmehr Folgen narzißtischer Kränkungen. Lichtenberg belegt dies mit den Ergebnissen direkter Beobachtungen an Säuglingen und illustriert die psychische Entwicklung von Haß in den Motivationssystemen »physiologische Bedürfnisse«, »Neugier und Selbstbehauptung« sowie »Sexualität und Sinnlichkeit« anhand eindrucksvoller Fallbeispiele. Damit können so aktuelle Störungen wie z. B. Anorexie und Bulimie oder Sexualstörungen als Wirkungen verständnisloser Eltern viel besser verstanden werden, als dies bisher durch das Triebmodell möglich war. Aggressives Erleben und Verhalten wird damit eindeutig als reaktiv oder erworben erklärt, nicht als angeboren.

Paul Ornstein, für den die Triebtheorie Freuds längst durch die Selbstpsychologie ersetzt ist (vgl. P. Ornstein 1989), betont in seinem Beitrag über die »Bedeutung von Sexualität und Aggression für die Pathogenese psychischer Erkrankungen«, wie wichtig es für die Methode der Psychoanalyse ist, richtig zuzuhören und sich angemessen in die Patienten einzufühlen. In der Theorie werden existentiell wichtige Notwendigkeiten angenommen (narcissistic needs), die effektiv befriedigt sein müssen, soll die Entwicklung des Menschen gelingen. Konflikte auf den Gebieten der Sexualität und Aggression sind in dieser selbstpsychologischen Sicht immer Selbstkonflikte. Damit wird gegenüber der klassischen Triebtheorie ein neuer Akzent gesetzt. Konsequenterweise interpretiert Paul Ornstein z. B. die aggressive Äußerung eines Patienten nicht als Widerstand gegenüber der zuvor gegebenen Deutung, sondern als Hinweis darauf, daß sich der Patient nicht richtig verstanden fühlt. Sexuelle Störungen, ja sexuelles Verhalten als solches können Abwehrversuche gegen innere Leere und Depression darstellen. Es ist nur dann möglich, sie zu überwinden, wenn sich der Patient selbst gefunden hat, wenn er im wahrsten Sinne des Wortes zu sich selbst gekommen ist. Voraussetzung dafür ist, daß durch geeignete Selbstobjekt-Erfahrungen eine neue psychische Struktur erworben wurde.

Ernest S. Wolf hat in seinem Vortrag »Narzißtische Lüsternheit und andere Schicksale der Sexualität« das Wort Lüsternheit statt Lust bewußt gewählt, »um den erregten pathologischen Aspekt des Erlebnisses im Gegensatz zu normaler Freude und zum Vergnügen zu betonen«.

Er beschreibt die außerordentliche Variabilität und Plastizität des sexuellen Erlebens; bei einem kohäsiven Selbst kommt es während der Regression zu einem vorübergehenden Verlust der Selbststruktur und einer Verlagerung der Aufmerksamkeit weg von der äußeren zur inneren Welt. Wolf prägt dafür den Begriff *Interiorisation*. Er beschreibt sie als »eine regelmäßige subjektive Begleiterscheinung der Regression, die mit veränderter Wahrnehmung der Umgebung bei gleichzeitiger erhöhter Wahrnehmung von Phantasien, Affekten und Körperempfindungen einhergeht«, so daß das Selbst aus dieser Regression mit einer Stärkung und Steigerung des Selbsterlebens hervorgehen kann.

Er vergleicht diesen normalerweise lustvollen Verlauf mit dem Erleben von regressiv bedingtem Zusammenbrechen im Verlauf eines therapeutischen Prozesses (disruption-restoration process). Bei einem schwachen Selbst besteht die mit Regression verbundene Gefahr darin, daß es in Richtung Fragmentierung dekompensieren kann.

Ein verletzbares Selbst kann sich daher vor der gefürchteten Regression durch sexuelle Hemmungen oder durch Vermeidung von Sexualität schützen. Ein Selbst mit defekter Struktur kann diesen Defekt mit sexualisierten Abbildern der erforderlichen Selbstobjekt-Konfiguration ausfüllen; die narzißtische Lüsternheit stellt also einen Schutz dar, der einer chronischen narzißtischen Leere entgegenwirken kann.

Anna Ornstein zeigt uns an einem klinischen Fallbeispiel ihres Artikels: »Erotische Leidenschaft: Eine Form der Sucht«, wie die zwanghafte Natur der dargestellten Liebesbeziehungen Suchtcharakter aufweist.

Die von ihr vorgestellte Patientin, die zwischen Grandiosität und Minderwertigkeitsgefühlen hin und her schwankte, an Depressionen und Suizidideen litt, konnte sich dank intensiver erotischer Selbstobjekt-Erlebnisse mit Verschmelzungs- und Spiegelungscharakter sowohl ihren Liebhabern als auch später in der Übertragung anderen nahe und sich selbst lebendig fühlen.

Die archaische Natur dieses zwanghaft imperativen Verlangens nach perfektem Gespiegelt- und Verstandenwerden in Liebesbe-

ziehungen und in der Übertragung bezeichnet Anna Ornstein als suchtartig, da ihr Ziel die Regulierung innerer Spannungen ist, um ein Gefühl von Leere und Depression zu vermeiden.
Sie zeigt mit ihrem Beispiel, wie hinter den das Selbst stimulierenden Aktivitäten der Promiskuität der immer wiederholte und scheiternde Selbstheilungsversuch eines unterstimulierten Selbst zu erkennen ist. Im Prozeß der Analyse wird schließlich durch umwandelnde Verinnerlichung (Kohut 1971, deutsch 1973: *Narzißmus*) eine Milderung des symptomatischen suchtartigen Verhaltens erreicht.

Literatur

Freud, S. (1912): »Ratschläge für den Arzt bei der psychoanalytischen Behandlung«, *GW* VIII, 376-387.

Haynal, A. (1989): *Die Technik-Debatte in der Psychoanalyse. Freud, Ferenczi, Balint*, Frankfurt: Fischer.

Lichtenberg, J. D. (1989): *Psychoanalysis and Motivation*, Hillsdale, N. J.: The Analytic Press.

Lichtenberg, J. D. (1991): *Psychoanalyse und Säuglingsforschung*, Heidelberg u. a.: Springer.

Nunberg, H., und Federn, E. (1976): *Protokolle der Wiener Psychoanalytischen Vereinigung*, Band I, 1906-1908.

Ornstein, A. (1989): »Klinische Darstellung«, in: Wolf, E. S., Ornstein, A., Ornstein, P., Lichtenberg, J. D., und Kutter, P.: *Selbstpsychologie*, München: Verlag Internationale Psychoanalyse, 45-72.

Ornstein, P. (1989): »Die Entwicklung der Selbstpsychologie. Ein historischer Überblick«, in: Wolf, E. S., Ornstein, A., Ornstein, P., Lichtenberg, J. D., und Kutter, P.: *Selbstpsychologie. Weiterentwicklungen nach Heinz Kohut*, München: Verlag Internationale Psychoanalyse, 27-42.

Wolf, Ernest S. (1988): *Treating the Self*, New York und London: The Guilford Press (deutsche Übersetzung in Vorbereitung).

Peter Kutter
Übersicht über die psychoanalytische Triebtheorie und ihre Weiterentwicklungen

1. Die psychoanalytische Sexualitätstheorie

Freud (1905) hat mit den *Drei Abhandlungen zur Sexualtheorie* eine bis heute praktikable und theoretisch schlüssige Sexualitätstheorie vorgelegt. In ihr sind die entwicklungspsychologischen Aspekte der Oralität, Analität und Genitalität ebenso enthalten wie sozialpsychologische Gesichtspunkte über Phantasie und Realität sexuellen Verhaltens und Erlebens. Dazu gehört auch, daß »alle Menschen der gleichgeschlechtlichen Objektwahl fähig sind und dieselbe auch im Unterbewußtsein vollzogen haben« (Freud 1905, 225).
Triebe haben somatische Quellen, wirken aber sonst gänzlich im seelischen Bereich (Freud 1915). Ihre psychischen Repräsentanzen können wir als Phantasien beobachten. Damit sind Triebe ebenso biologisch wie psychologisch definiert. Ihr physiologisches Merkmal ist die sexuelle Erregung, ihr Ziel die sexuelle Befriedigung. Es wird über den Sexualakt mit Hilfe sexueller Objekte (anderer Menschen, des eigenen Körpers, eines Fetischs usw.) erreicht.
Sexualität entsteht schon in der Kindheit; sie erfährt in der Pubertät, im frühen Erwachsenenalter und während des ganzen Lebens weitere Ausgestaltungen. So entwickeln etwa kleine Kinder bereits zwischen dem fünfzehnten und neunzehnten Lebensmonat über Erregungen an den Genitalien eine deutliche Bewußtheit davon, Jungen bzw. Mädchen zu sein (Roiphe und Galenson 1981).
Für die tägliche Praxis ist es ohne Belang, wie sich die psychoanalytische Triebtheorie entwickelt hat. Auch Fragen wie, ob nun dem Sexualtrieb als Lebenstrieb ein Todestrieb gegenübergestellt werden muß, ob der Sexualtrieb primär narzißtisch ist und sich eher sekundär auf ein Objekt bezieht oder umgekehrt, ob der Masochismus sekundär aus Sadismus entsteht oder andersherum – derartige Theorien und Diskussionen sind in der Praxis nicht relevant. Wichtig hierfür ist, daß sich Triebziele ändern und auch

die Objekte, über die die Triebziele erreicht werden, wechseln können. Wesentlich sind auch Fragen wie die, ob sich die sexuelle Erregung im Genitalbereich konzentriert oder ob sie an Partialtriebe wie Oralität oder Analität fixiert ist.

Die psychoanalytische Sexualitätstheorie ist im Verbund mit Ich-Psychologie und Abwehrlehre noch praktikabler geworden. Nehmen wir die Theorie des Ödipuskomplexes als Kernkomplex der Neurosen (Freud 1905) hinzu, dann können wir mit Freud (1923, 223) die »Essentials« der Psychoanalyse wie folgt umreißen: »Die Annahme unbewußter seelischer Vorgänge, die Anerkennung der Lehre vom Widerstand und der Verdrängung, die Einschätzung der Sexualität und des Ödipuskomplexes sind die Hauptinhalte der Psychoanalyse und die Grundlagen ihrer Theorie, und wer sie nicht gutzuheißen vermag, sollte sich nicht zu den Psychoanalytikern zählen.«

Weitere Entwicklungen und Differenzierungen der psychoanalytischen Sexualitätstheorie ergaben sich durch die Beiträge Erik Eriksons (1950) mit seiner Unterscheidung von Zonen, Modi und den Modalitäten von Einverleiben, Zurückhalten, Festhalten sowie männlichem Eindringen und weiblichem Aufnehmen. Seine Erweiterung der Freudschen Phasenlehre von Vertrauen gegenüber Urmißtrauen, von Autonomie gegenüber Scham und Zweifel, Initiative gegenüber Schuldgefühl, Leistung gegenüber Minderwertigkeitsgefühl, Identität gegenüber Rollendiffusion, Intimität gegenüber Isolierung, zeugende Fähigkeit gegenüber Stagnation bis zu Ich-Integrität gegenüber Verzweiflung bieten eine Übersicht über den gesamten Lebenszyklus. Die Überlegungen D. W. Winnicotts (1953) zum Übergangsobjekt erlauben ein besseres Verständnis der wichtigen Zwischenphase, in der ein Objekt, wie z. B. ein Teddybär, gleichzeitig ein wirklicher Gebrauchsgegenstand ist und in der Phantasie die Mutter ersetzen kann.

Weitere Differenzierungen der Phasenlehre haben Anna Freud (1965) und Margret Mahler (1975) vorgelegt, deren Konzeptionen sich in der Analyse von Erwachsenen, Kindern und Jugendlichen ebenso bewährt haben wie die hierzulande breit rezipierte Objektbeziehungstheorie Otto Kernbergs (1975/76). Wir gelangen damit nicht nur zu einem triebpsychologischen und, im Hinblick auf den Ödipuskonflikt, konfliktpsychologischen Verständnis unserer Patienten, sondern auch zu einem vertieften Verstehen ihrer zwischenmenschlichen Beziehungen (Kutter 1982).

Mit den bewährten Instrumenten der Triebpsychologie und ihrer modernen Ergänzung durch die Kernbergsche Objektbeziehungstheorie können wir viele der zu uns kommenden Patienten gut analysieren und ihnen dadurch helfen, ihre ungelöst gebliebenen Konflikte im nachhinein zu lösen, ihre neurotischen Abwehrmechanismen aufzugeben und durch realitätsgerechtere Bewältigungsmaßnahmen zu ersetzen.
Zuweilen hat man jedoch den Eindruck, als habe die Wirkung der ursprünglichen Freudschen Sexualitätstheorie an Kraft eingebüßt. Die neuere Literatur über Perversionen (Stoller 1975, Chasseguet-Smirgel 1984, Khan 1979) korrigiert diesen Eindruck aber klar; ihnen liegt ein erweitertes Verständnis sexueller Phänomene zugrunde, ebenso wie den Arbeiten des psychoanalytischen Seminars Zürich (1979) und Fritz Morgenthalers (1984) Beitrag über »Homosexualität, Heterosexualität und Perversion«. Auch das neue Buch des Frankfurter Psychoanalytikers Reimut Reiche (1990) über Geschlechterspannung ist hier zu nennen.
So geht etwa Morgenthaler (1974) davon aus, daß perverse Akte Defizite der psychischen Struktur kompensieren (Plombentheorie); Stoller (1975) sieht in der Perversion eine erotische Form von Haß, wobei dem perversen Objekt das aktiv angetan wird, was man als Kind passiv erfahren hat. Damit wird – neben der Rolle der Triebe – beispielhaft die Bedeutung des Traumas und dessen Folgen betont.
Diese Aufzählung belegt hinreichend, daß die Psychoanalyse mit ihrer vielfältig weiterentwickelten Sexualitätstheorie im Verbund mit Ich-Psychologie und Objektbeziehungstheorie, mit Konflikt- und Abwehrlehre ein Modell zur Verfügung hat, mit dessen Hilfe normalpsychologische Phänomene wie Homosexualität ebenso verstanden werden können wie Perversionen, klassische Neurosen und moderne Charakterstörungen, etwa die von Kernberg (1984) beschriebenen schweren Persönlichkeitsstörungen. Sexualität umfaßt ein weites Spektrum menschlicher Phantasien und Verhaltensweisen, die sich positiv entwickeln, aber auch gestört, reduziert und deformiert sein können.
Was einer umfassenden Sexualitätstheorie noch fehlt, ist das spezifisch menschliche Moment, das, was Sexualität zur Erotik und zur Liebe als Conditio humana werden läßt. Ausführungen, die in dieser Hinsicht Freuds Sexualitätstheorie und Wilhelm Reichs (1925) Überlegungen zur Funktion des Orgasmus ergänzen, fin-

det man z. B. bei Erich Fromm (1956) in der *Kunst des Liebens*, bei Martin Bergmann (1987) in seiner *Anatomy of Loving*, bei Otto F. Kernberg (1974a und b) mit seinen Beiträgen über »Barriers to Falling and Remaining in Love« und »Mature Love, Prerequisites and Characteristics«. In diesem Zusammenhang verweise ich auch auf mein Buch über die menschlichen Leidenschaften (Kutter 1978).

Zur reifen sexuellen Handlung gehören nicht nur Potenz und Orgasmusfähigkeit, sondern auch die Fähigkeit, die andere Person zu respektieren, sich selbst hinreichend zu schätzen, eine relative Unabhängigkeit sowie die Fähigkeit zur Einfühlung und zu partieller Identifizierung mit dem anderen. Beziehungen müssen aufgebaut, erhalten und gepflegt werden. Dazu sollten die Phasen der Separation und Individuation im Sinne von Mahler, Pine und Bergman (1975) bewältigt sein. Kakar und Ross (1986) haben in ihrem Buch *Über die Liebe und die Abgründe des Gefühls* sehr schön geschildert, wie wichtig es ist, die an der Liebe beteiligten Gefühle zu spüren und steuern zu können. Außerdem sollte die sogenannte »depressive Position« im Sinne Melanie Kleins (1960) erreicht sein, d. h. die Fähigkeit, sich selbst und den anderen als potentiell gut und böse erkannt zu haben. Die von Winnicott (1955) beschriebene Fähigkeit, alleinsein zu können, gehört ebenso zur Reife, und last but not least sollten die ödipalen Konflikte einigermaßen gelöst sein. Beim reifen Menschen kommt es in der Liebesbeziehung zumindest nicht zu stärkeren unbewußten Übertragungen auf den Partner bzw. die Partnerin. Unvermeidliche Übertragungen und Projektionen können an der Unangemessenheit der begleitenden Affekte erkannt und in ihren Phantasieanteilen an der Realität überprüft werden. Darüber hinaus sollten wir eine gute Beziehung zu unserem Körper unterhalten und Affekte wie Freude, Schmerz und Trauer fühlen können. Schließlich müssen pathologische Fixierungsstellen aus nicht überwundenen Entwicklungsphasen der Kindheit aufgegeben und Defizite in der Entwicklung einigermaßen ausgeglichen sein.

Wie die Auflistung zeigt, ist eine ganze Reihe von Fähigkeiten oder Fertigkeiten notwendig, um Sexualität nicht nur zu vollziehen, sondern um wirklich lieben zu können. Lieben wird hier verstanden als aktives Handeln in Form eines leidenschaftlichen Dialogs (Kutter 1978), in dem Intimität, Leidenschaft und Verbindlichkeit eine Synthese eingehen (Sternberg und Barnes 1988).

Damit hätte Freuds Sexualitätstheorie insofern eine gleichsam humanistische Abrundung erfahren, als nicht nur Triebe nach Quelle, Zielen und Objekten beschrieben werden, sondern eine humane Dimension aufgezeigt wird, die ein gegenüber früher wesentlich differenzierteres und tieferes Verständnis menschlichen und zwischenmenschlichen Denkens, Fühlens, und Handelns im Bereich der Sexualität ermöglicht.

2. Probleme der Psychoanalyse mit der Aggressivität

Die Probleme, die die Psychoanalyse mit der Aggressivität hat, betreffen in unserem Zusammenhang natürlich nicht die unvermeidlichen aggressiven Auseinandersetzungen, wie sie auch innerhalb der Psychoanalytiker-Gemeinschaft geführt werden; vielmehr sind hier die Probleme gemeint, die die Psychoanalyse mit der theoretischen Einordnung aggressiver Phänomene und ihrer psychischen Hintergründe hat.
Um welche Phänomene handelt es sich? Zu denken ist an sadistisches Verhalten, sich des anderen zu bemächtigen, ihn zu vereinnahmen, in seine Privatsphäre einzudringen, ihn zu verletzen, zumindest zu schädigen oder gar zu töten, ihn auszugrenzen, auszustoßen oder zu entwerten, ihn geringschätzig zu behandeln, bloßzustellen, zu demütigen oder zu erniedrigen.
Wie lassen sich diese Phänomene psychoanalytisch einordnen?
Erste Möglichkeit: Geht man – wie ich – von einer dualistischen Triebtheorie aus (1. Sexualität und 2. Aggressivität), dann ist neben dem und unabhängig vom Sexualtrieb ein zweiter, selbständiger Trieb postuliert.
Zweite Möglichkeit: Die geschilderten Phänomene könnten auch – im Sinne einer monistischen Triebtheorie – auf Wirkungen des Sexualtriebes zurückgeführt werden. Diese Möglichkeit liegt besonders beim Sadismus nahe, wenn im Schädigen des anderen sexuelle Lust gesucht wird.
Dritte Möglichkeit: Es könnte sich um Kräfte handeln, die gar nichts mit Trieben im Sinne der Triebpsychologie zu tun haben, sondern mit dem Ich, das in aggressivem Verhalten lediglich seine eigenen Interessen im Sinne eines Selbsterhaltungstriebes vertritt.

Die Kriterien für einen Trieb wären wie beim Sexualtrieb 1. das biologisch Vorgegebene, 2. das periodisch Ansteigende und 3. die nach Erreichen des Triebzieles einretende Entspannung, analog dem Orgasmus bei der Sexualität. Der Unterschied zur Sexualität bestünde darin, daß bei aggressiven Äußerungen andere Organe oder Organsysteme beteiligt sind, wie z. B. Zähne, Mund, Schlund, Magen und Darm beim Speisen, Fressen, Verschlingen, Vereinnahmen, Verdauen und Ausstoßen. Bei anderen aggressiven Handlungen ist die Muskulatur beteiligt, wenn mit Armen oder Beinen z. B. getreten oder gestoßen wird; zuweilen erweitert durch Instrumente, wie Pfeil und Bogen, Gewehre, usw. Aber auch die Genitalorgane können Träger aggressiver Handlungen sein, z. B. von seiten des Mannes bei einer Vergewaltigung oder von beiden Geschlechtern beim In-Besitz-Nehmen, Sich-des-anderen-Bemächtigen oder Sich-Abwenden.
Alexander Mitscherlich (1956/57, 1958/59) geht von einem angeborenen »Aggressions-Überschuß« aus, von einem »vitalen Grundvermögen« bzw. von einer »Aggressions-Bereitschaft«, die er als Bestandteil der »Triebausstattung« des Menschen ansieht. Er differenziert zwischen »ungekonnter« und »gekonnter« Aggressivität.
Dabei ist letztere kontrolliert, gesteuert, zielgerichtet, sachgerecht und steht außerdem in Übereinstimmung mit Individuum und Gesellschaft. Man könnte die »ungekonnte« Aggressivität auch als destruktive Aggressivität bezeichnen, im Gegensatz zu konstruktivem und aufbauendem oder aktiv gestaltendem Handeln. Ein solches liegt z. B. dann vor, wenn ein Bildhauer eine Plastik aus Holz oder Stein gestaltet. In Übereinstimmung mit der psychoanalytischen Triebtheorie wäre die aggressive Kraft dazu biologisch vorgegeben, wenn auch das Ziel der Gestaltung der Plastik letztlich im Dienst der Kunst stünde und damit nicht nur im Interesse der Lebenspraxis des Künstlers, sondern auch im Interesse der Gesellschaft.
Lampl-de-Groot (1960) hat, analog der Phasenlehre der Sexualtheorie, eine Phasenlehre der Aggressivität versucht. Danach gibt es eine erste archaische Phase von Aggressivität, deren Ziel die Zerstörung des Objektes ist, gefolgt von dem dadurch unweigerlich auftretenden Verlust des Objekts, eine zweite Phase mit dem Ziel, das Objekt zu besitzen (im Gegensatz zur ersten Phase bleibt das Objekt erhalten), und eine dritte Phase, in der, im Einklang

mit Mitscherlichs Begriff der »gekonnten« Aggression, Aggressivität in aufbauender, konstruktiver Weise eingesetzt wird, wie z. B. bei unserem Bildhauer, aber auch in allen anderen konstruktiven und aufbauenden Leistungen in Wirtschaft und Wissenschaft. Dazu gehören Handlungen, in denen etwas erobert, bewältigt oder gemeistert wird, bei denen an einem Ziel festgehalten wird, indem man sich selbst behauptet.

Winnicott (1950), dessen Einfluß in der Psychoanalyse sehr groß ist, führt aggressives Verhalten auf sehr frühe Wurzeln in der Kindheit zurück. Schon der Säugling verhält sich nach Winnicott aggressiv dadurch, daß er saugt und die Glieder bewegt; zugegebenermaßen eine sehr weitgefaßte Definition von aggressivem Verhalten, die auch das einschließt, was wir gewöhnlich eher als Motilität, als Bewegungsdrang oder Impulsivität bezeichnen.

Eine weniger bekannte Auffassung von Aggressivität geht auf einen amerikanischen Psychoanalytiker chinesischer Herkunft zurück, nämlich auf Pao (1965). Er sieht in seinem Aufsatz »The Role of Hatred in the Ego« Aggressivität als Symptom einer dahinterstehenden Psychodynamik. Dabei spielen Angst, Schuldgefühle, Gefühle der Hilflosigkeit und Hoffnungslosigkeit sowie Gefühle der inneren Leere eine maßgebliche Rolle. Aggressives Verhalten wird Pao zufolge dazu benutzt, diese sonst unerträglichen Gefühle überhaupt aushalten zu können und eine Beziehung aufrechtzuerhalten, die sonst abbrechen würde.

3. Abschließende Bewertung

Während die psychoanalytische Sexualitätstheorie ein relativ einheitliches Bild bietet, erscheinen die theoretischen Vorstellungen über aggressives Verhalten und dessen psychische Hintergründe eher heterogen und widersprüchlich. Nimmt man die Todestriebhypothese des »späten« Freud hinzu, wird das Bild noch komplizierter. Trotz gewisser unübersehbarer Mängel haben sich die theoretischen Vorstellungen der Psychoanalyse für die tägliche Praxis als hilfreich erwiesen. Sie erlauben es, hinter den sichtbaren Phänomenen von Sexualität und Aggressivität Kräfte wirken zu sehen, die nach einem Ausdruck suchen, die das Ziel einer Befriedigung verfolgen (im Strukturmodell: aus dem Es), die aber auch kontrolliert oder gesteuert sein wollen (im Strukturmodell: vom

Ich), denen gegenüber Einwände gemacht werden (im Strukturmodell: die Verbote des Über-Ich), welche unweigerlich zu Konflikten führen, die gelöst sein wollen.
Die tägliche Praxis der Psychoanalyse besteht nun darin, die einzelnen Bestandteile der Konflikte auf dem Hintergrund der geschilderten theoretischen Vorstellungen zu analysieren, d. h. die die Triebe schützenden Abwehrstrukturen zu erkennen, die zu den einzelnen Konfliktelementen gehörenden Affekte aufzuspüren, ihnen zum Ausdruck zu verhelfen und zugleich alle bei dieser aufdeckenden Arbeit auftretenden Probleme zu lösen. Mit Hilfe der psychoanalytischen Methode des Bewußtmachens unbewußter Prozesse werden Tag für Tag Patienten behandelt, Lehranalysen durchgeführt, von Ausbildungskandidaten behandelte Patienten kontrolliert oder supervidiert. Das »Geschäft« der Psychoanalyse blüht: Als analytische Psychotherapie und tiefenpsychologisch fundierte Psychotherapie wird Psychoanalyse im großen Stil im Rahmen der sogenannten »Psychotherapie-Richtlinien« in der kassenärztlichen Versorgung der Bevölkerung angewendet; mit welchen Erfolgen, daran wird noch geforscht.
Therapeuten- und Patienteneinschätzungen laufen auf etwa ein Drittel Mißerfolge, ein Drittel Erfolge und ein weiteres Drittel Besserungen hinaus. Nun könnten wir uns als Psychoanalytiker also beruhigt zurücklehnen und zufrieden sein: Die Mehrheit der Psychoanalytiker und Psychoanalytikerinnen kommt mit diesem Ergebnis aus. Eine Minderheit ist jedoch nicht damit zufrieden. Dazu gehören z. B. die Vertreter der sogenannten Selbstpsychologie, von denen ich mich mit meinen hier gemachten Ausführungen bewußt abgrenze, denen ich aber sonst sehr nahestehe. Auch scheint mir, daß das von Freud (1905) vermittelte Menschenbild des »polymorph-perversen« Individuums den komplexen psychischen Prozessen menschlicher Sexualität und Aggressivität nicht gerecht wird. Noch weniger kann eine monistische Triebtheorie das vielschichtige Erleben und Handeln in den Bereichen Sexualität und Aggressivität hinreichend erklären.
Die Selbstpsychologie sieht menschliches Verhalten und psychische Störungen weniger im Zusammenhang mit Sexualität und Aggressivität, sondern im Lichte einer anderen Theorie, die so neu gar nicht ist, nämlich der Narzißmus-Theorie. Freud hat den Begriff Narzißmus 1914 eingeführt, in einem kleinen Aufsatz mit dem Titel »Zur Einführung des Narzißmus«, der die Psychoana-

lytikerinnen und Psychoanalytiker heute noch intensiv beschäftigt. Erst kürzlich ist ein Band mit Vorträgen einer Tagung erschienen, herausgegeben von Joseph Sandler (1991), dem Präsidenten der psychoanalytischen Vereinigung, die sich mit dem Freudschen Aufsatz befaßt hat.

Es trifft also nicht zu, daß der »main-stream« der Psychoanalyse das Thema Narzißmus vernachlässigt. Das Verdienst, die Narzißmus-Theorie durch seine wissenschaftlichen Beiträge »The Analysis of the Self« (so der Originaltitel seines ersten Buches) und »Die Heilung des Selbst«, (so der übersetzte Titel seines zweiten Buches) effektiv vorangetrieben zu haben, gebührt jedoch Heinz Kohut.

Heute gibt es Kohut-Seminare und Selbstpsychologie-Kongresse in den USA, die sich eines regen Zuspruchs erfreuen. Hierzulande dagegen ist das Interesse an Selbstpsychologie bislang eher gering. Immerhin gab es auch schon einige Symposien, 1983, 1984 und dann wieder 1988 und 1991, die ausdrücklich dem Thema Selbstpsychologie gewidmet waren (Wolf et al. 1989). In dem hier vorgelegten Buch werden Sexualität und Aggressivität nicht mehr nur in klassisch psychoanalytischer Sicht untersucht, sondern aus selbstpsychologischer Perspektive.

Vielleicht kann der selbstpsychologische Ansatz die Mängel der traditionellen psychoanalytischen Sexualitäts- und Aggressivitätstheorie ausfüllen und ihre Unklarheiten – insbesondere die der psychoanalytischen Aggressivitätstheorie – klären und zu einem besseren Verständnis sonst schwer verständlicher Phänomene führen. Dabei denke ich z. B. an den Gehorsam vieler Menschen gegenüber Autoritäten. Freud (1921) hat zwar in »Massenpsychologie und Ich-Analyse« darauf hingewiesen, daß dabei Identifizierungen mit einem »Führer« eine wichtige Rolle spielen. Trotzdem bleibt ein großer ungeklärter Rest; es müßten z. B. die von Stanley Milgram (1974) experimentell bewiesene erschreckend große Bereitschaft, andere Menschen zu schädigen und zu quälen, der Haß auf Ausländer oder die Ausgrenzung, Verfolgung und Ermordung der Juden während des Nationalsozialismus erklärt werden.

Müssen wir dazu wirklich einen Aggressionstrieb, d. h. einen Trieb zur Zerstörung, im Menschen annehmen oder sind nicht etwa selbstpsychologische Überlegungen eher geeignet, ein derart schwer verständliches Verhalten zu erhellen? Lassen sich vielleicht auch perverse Handlungen besser selbstpsychologisch erklären als triebpsychologisch, etwa als Folge narzißtischer Kränkungen? Im vorliegenden Buch werden renommierte Vertreter der Selbstpsychologie sich mit diesen und anderen Aspekten von Sexualität und Aggressivität auseinandersetzen.

Literatur

Bergman, M. (1987): *The Anatomy of Loving*, New York: Columbia Univ. Press.

Bibring, E. (1936): »Zur Entwicklung und Problematik der Triebtheorie«, in: *Imago* 22, 146-176.

Chasseguet-Smirgel, J. (1984): *Ethique et Esthétique de la Perversion*, Editions du Champ Vallon: Seyssel; deutsch: *Anatomie der menschlichen Perversion*, Stuttgart: Deutsche Verlagsanstalt 1989.

Erikson, E. H. (1950): *Childhood and Society*, New York: Norton; deutsch: *Kindheit und Gesellschaft*, Stuttgart: Klett 1961.

Freud, S. (1914): »Zur Einführung des Narzißmus«, *GW* 10, 137-170.

Freud, S. (1921): *Massenpsychologie und Ich-Analyse*, *GW* 13, 71-161.

Freud, S. (1923): »Psychoanalyse und Libidotheorie«, *GW* 13, 209-233.

Freud, S. (1965): *Normality and Pathology in Childhood*, New York: Univ. Press; deutsch: *Wege und Irrwege in der Kinderentwicklung*, Bern/Stuttgart: Huber/Klett 1968.

Jones, E. (1936): »Die Psychoanalyse und die Triebe«, in: *Imago* 22; Nachdruck in: *Psyche* 19, 1965, 321-338.

Khan, M. M. R. (1979): *Alienation in Perversions*, London: The Hogarth Press; deutsch: *Entfremdung bei Perversionen*, Frankfurt am Main: Suhrkamp 1983.

Kakar, S., und Ross, J. (1986): *Über die Liebe und die Abgründe des Gefühls*, München: Beck.

Kernberg, O. F. (1974 a): »Barriers to Falling and Remaining in Love«, in: *Journal of the American Psychoanalytic Association* 22, 486-511.

Kernberg, O. F. (1974 b): »Major Love Prerequisites and Characteristics«, in: *Journal of the American Psychoanalytic Association* 22, 743-768.

Kernberg, O. F. (1975): *Borderline Conditions and Pathological Narcissism*, New York: Aronson; deutsch: *Borderline-Störungen und pathologischer Narzißmus*, Frankfurt am Main: Suhrkamp 1980.

Kernberg, O. F. (1976): *Object Relation Theory and Clinical Analysis*, New York: Aronson; deutsch: *Objektbeziehung und Praxis der Psychoanalyse*, Stuttgart: Klett-Cotta 1981.

Kernberg, O. F. (1984): *Severe Personality Disorders*, New Haven & London: Yale Univ. Press; deutsch: *Schwere Persönlichkeitsstörungen. Theorie, Diagnose, Behandlungsstrategien*, Stuttgart: Klett-Cotta 1988.

Klein, M. (1962): »Über das Seelenleben des Kleinkindes«, in: *Das Seelenleben des Kleinkindes und andere Beiträge zur Psychoanalyse*, Stuttgart: Klett, 146-176.

Kohut, H. (1971): *The Analysis of the Self*, New York: Int. Univ. Press; deutsch: *Narzißmus. Eine Theorie der psychoanalytischen Behandlung narzißtischer Persönlichkeitsstörungen*, Frankfurt am Main: Suhrkamp 1973.

Kohut, H. (1973): *The Restauration of the Self*, New York: Int. Univ. Press; deutsch: *Die Heilung des Selbst*, Frankfurt am Main: Suhrkamp 1979.

Kutter, P. (Hg.) (1982): *Psychologie der zwischenmenschlichen Beziehungen. Psychoanalytische Beiträge zur Objektbeziehungspsychologie*, Darmstadt: Wiss. Buchgesellschaft.

Kutter, P. (1980): *Die menschlichen Leidenschaften*, Stuttgart: Kreuz Verlag; Neuauflage: *Leidenschaften – eine Psychoanalyse der Gefühle*, Reinbek: Rowohlt 1989.

Lampl-de-Groot, J. (1960): »Depression und Aggression«, in: *Jahrbuch der Psychoanalyse* 1, 145-160.

Mahler, M. S., Pine, F., und Bergman, A. (1975): *The Psychological Birth of the Human Infant*, New York: Basic Books; deutsch: *Die psychische Geburt des Menschen*, Frankfurt am Main: S. Fischer 1980.

Milgram, S. (1974): *Obedience to Authority*, New York: Harper & Row; deutsch: *Das Milgram Experiment. Zur Gehorsamsbereitschaft gegenüber Autorität*, Reinbek: Rowohlt 1974.

Mitscherlich, A. (1956/57): »Aggression und Anpassung I«, in: *Psyche* 10, 177-193.

Mitscherlich, A. (1958/59): »Aggression und Anpassung II«, in: *Psyche* 12, 523-537.

Morgenthaler, F. (1984): *Homosexualität, Heterosexualität, Perversion*, Frankfurt am Main: Qumran.

Pao, P.-N. (1965), »The Role of Hatred in the Ego«, in: *Psychoanalytic Quarterly* 34, 257-264.

Parin, P. (1986): »Die Verflüchtigung des Sexuellen in der Psychoanalyse«, in: *Sexualität*, hg. Psychoanalytisches Seminar Zürich, Frankfurt am Main: Syndikat, 11-22.

Reiche, R. (1990): *Geschlechterspannung*, Frankfurt am Main: S. Fischer.

Sandler, J., et al. (1991): *Freud's »On Narcissism, an Introduction«*, New Haven & London: Yale University Press.

Sternberg, R. J., und Barnes, M. L. (1988): *Psychology of Love*, New Haven & London: Yale Univ. Press.

Stoller, J. (1975): *Perversion: The Erotic Form of Hatred*, New York:

Random House; deutsch: *Perversion: Die erotische Form von Haß*, Reinbek: Rowohlt 1979.

Winnicott, D. W. (1950): »Die Beziehung zwischen Aggression und Gefühlsentwicklung«, in: Winnicott, D. W. (1976): *Von der Kinderheilkunde zur Psychoanalyse*, München: Kindler, 89-109.

Winnicott, D. W. (1953): »Transitional Objects and Transitional Phenomena«, in: *International J. of Psycho-Anal.*, 1934; deutsch in: *Von der Kinderheilkunde zur Psychoanalyse*, München: Kindler 1976, 293-314.

Winnicott, D. W. (1955): »The Depressive Position in Normal Emotional Development«, in: *British J. med. Psychol.* 28; deutsch in: *Von der Kinderheilkunde zur Psychoanalyse*, München: Kindler 1976, 270-292.

Wolf, E. S., Ornstein, A., Ornstein, P., Lichtenberg, J. D., und Kutter, P. (1989): *Selbstpsychologie. Weiterentwicklungen nach Heinz Kohut*, München–Wien: Verlag Internationale Psychoanalyse.

André Haynal

Zum Verständnis von Sexualität und Aggression bei Freud, Ferenczi, Balint und Kohut

Zur Entwicklung einiger Konzepte der psychoanalytischen Technik

Mit meinem Thema glaube ich in guter Gesellschaft zu sein: Freud selber empfahl, die Psychoanalyse historisch zu studieren: »Man versteht die Psychoanalyse immer noch am besten, wenn man ihre Entstehung und Entwicklung verfolgt« (Freud 1923 a, GW 13, 211). Die vorliegende Arbeit entstand aus dem Interesse herauszufinden, *woher* unsere heutige psychoanalytische Technik kommt. So wie sie in den verschiedenen analytischen Schulen praktiziert wird, finden wir sie weder in den Hysterie-Analysen von Freud noch im Fall des Ratten- oder Wolfsmanns noch sonstwo in den technischen Empfehlungen des Begründers der Psychoanalyse. Es ist, als ob die Ursprünge und damit ein Teil der Problematik der Geschichte unserer Technik verlorengegangen wären. Dies führte mich zu einer zweiten Frage: Welche Probleme bewirkten, daß wir *so wenig* Kenntnis von dieser Geschichte erhalten haben?
Die historischen Untersuchungen, die ich zusammen mit Herrn Dr. Ernst Falzeder seit Jahren durchführe, wurden besonders angeregt durch das Studium von Freuds verschiedenen Briefwechseln, die in den letzten Jahren zugänglich geworden sind, und insbesondere durch die Bearbeitung der umfangreichen, mehr als 1200 Briefe umfassenden Korrespondenz zwischen Freud und seinem Schüler Sándor Ferenczi.

Sigmund Freud – dessen Lebenswerk vor mehr als 50 Jahren zum Abschluß kam – hat nicht nur eine neue *Perspektive* für die Erforschung des psychischen Lebens – manche würden sagen: der »menschlichen Natur«, u. a. Sexualität und Aggression – eröffnet, sondern darüber hinaus ein *Instrument* geschaffen, das diese Forschung erst ermöglicht hat. Das Instrument heißt Psychoanalyse. Was ist Psychoanalyse in diesem Sinne? Am Anfang schien die

Antwort einfach (Freud 1904a, GW 5, 5): »Ein Gespräch zwischen zwei gleich wachen Personen, von denen die eine sich jede Muskelanstrengung und jeden ablenkenden Sinneseindruck erspart, die sie in der Konzentration ihrer Aufmerksamkeit auf ihre eigene seelische Tätigkeit stören könnten.« 1926 bekräftigt Freud nochmals (Freud 1926e, GW 14, 213): »Es geht nichts anderes zwischen ihnen vor, als daß sie miteinander reden.« Ein *Dialog* also.

Es dauerte jedoch nicht lange, bis sich die Sachlage als komplizierter erwies. Die Aufforderung, »sich ... gehen zu lassen«, »›wie man es etwa in einem Gespräch tut, bei welchem man aus dem Hundertsten in das Tausendste gerät‹« (Freud 1904a, GW 5, 5f.), ruft *Widerstände* hervor, die zu Entstellungen und Verdrängungen führen. Freud »hat ... eine *Deutungskunst* ausgebildet« (ibidem, 7), die den Zugang zum ursprünglichen Sinn erlauben soll.

Soweit Freuds eigene Darstellung von 1904 unter dem Titel »Die Freudsche psychoanalytische Methode«. Die Zukunft wirft aber bereits ihren Schatten voraus: Hinter der Entstellung und Verdrängung verbirgt sich nämlich, worauf Freud hinweist (ibidem, 6), die Unlust, d.h. die *Affektivität*; mächtige Kräfte, die zudem verschoben und verlegt werden in *»Übertragungen«*, worüber Freud bereits drei Jahre früher (1901, veröffentlicht 1905e) anläßlich des Dora-Falles ausführlich berichtete: »Was sind diese Übertragungen? Es sind Neuauflagen, Nachbildungen von den Regungen und Phantasien, die während des Vordringens der Analyse erweckt und bewußt gemacht werden sollen ...«, und er fügt hinzu: »Um es anders zu sagen: eine ganze Reihe früherer psychischer Erlebnisse wird ... als aktuelle Beziehung zur Person des Arztes wieder lebendig« (Freud 1905e [1901], GW 5, 279-280).

»Erweckt« und »bewußt gemacht«: Wir sehen hier, wie mir scheint, einen der *genialen Züge* der Arbeitsweise Freuds. »Erweckt« zuerst wohl *ohne* seine Absicht – erschienen als Störfaktor oder sogar, wie im Falle der angeführten Dora-Analyse, als *der* Grund des Mißerfolges –, wird die Übertragung anerkannt als ein wesentlicher, zentraler *Bestandteil* in der Begegnung und als eine wirkende Kraft, ja ein Hauptträger der Verwandlung, der Kur, der Emanzipation.

Dieses Phänomen der *Übertragung*, von Freud 1895 bereits erahnt, wird von ihm zunächst als »Hindernis«, welches »das Verhältnis des Kranken zum Arzte stört« (Freud 1895d, GW 1, 308), gesehen, aber immerhin als »in der Natur der therapeutischen Bekümmerung enthalten«. Allerdings bedeutete sie zu dieser Zeit noch »das ärgste Hindernis, auf das man stoßen kann«. »Man kann aber in jeder ernsteren Analyse darauf rechnen«, wird im Text hinzugefügt. In diesem Zusammenhang verweise ich auf die bekannte Schilderung Freuds in der »Selbstdarstellung« (1925 d), wo eine Patientin ihn umarmte und nur der unerwartete Eintritt des Dienstmädchens ihn einer peinlichen Auseinandersetzung enthob. Ein *Liebes*beweis also, worüber er sich aber Gedanken gemacht hat: »Ich war nüchtern genug, diesen Zufall nicht auf die Rechnung meiner persönlichen Unwiderstehlichkeit zu setzen« (Freud, 1925 d, GW 14, 52). Auch über eine andere Frau, die er W. Fließ gegenüber als seine Lehrmeisterin bezeichnete (Masson 1985, 243, Brief 8. 2. 1897, Nr. 120), die Cäcilie M. der »Studien«, deren Identität Peter Swales (Swales in: Stepansky 1986, 6) erforscht hat, auf die Freud sich ebenso einließ wie früher Breuer auf Bertha Pappenheim – aber anstatt zu fliehen, entwickelte er Überlegungen, die das Verständnis der auftauchenden Phänomene radikal veränderten.

Freud wußte bereits, daß seine Technik die »einzig zweckmäßige für seine Individualität« sei (Freud 1912 e, GW 8, 376) und daß die von ihm vorgeschlagenen Regeln »als ›Ratschläge‹« auszugeben (seien) und keine unbedingte Verbindlichkeit ... beanspruchen« (Freud 1913 c, GW 8, 454).

Von da bis zur Aussage, daß die Übertragung das *»mächtigste Hilfsmittel* der Behandlung« (Freud 1923 a, GW 13, 223 – Hervorhebung A. H.) sei, ist ein langer Weg. Und die Äußerung, nach welcher es mit der Übertragung ja überhaupt ein Kreuz sei, wie Freud 1910 bereits an Pfister schrieb (Freud und Pfister 1963 a, 5. 6. 1910, 37), zeigt, daß dies auch kein leichter Weg war ...

Diese komplizierte, wenn nicht gar heroische Entdeckungsfahrt durch den *Dschungel* der widersprüchlichen *affektiven Kräfte* und deren Bedeutung stellt er bereits zwei Jahre später im Schlußparagraphen seiner Arbeit von 1912 (b) dar: Er spricht von einem »Kampf«, welcher sich »in den Übertragungsphänomenen abspielt«. Es sei »unleugbar«, daß »die Bezwingung der Übertragungsphänomene dem Psychoanalytiker die größten Schwierigkeiten bereiten«; man dürfe »nicht vergessen, daß gerade sie uns den unschätzbaren Dienst erweisen, die verborgenen und vergessenen Liebesregungen der Kranken aktuell und manifest zu machen, denn«, so fügt er die berühmt gewordenen Worte hinzu, »schließlich kann niemand *in absentia* oder *in effigie* erschlagen werden« (Freud 1912b, GW 8, 374).

Die Wichtigkeit des *affektiven Erlebens* steht also nicht in Frage. Im Gegenteil: Im Briefwechsel mit Jung schreibt Freud 1906, die Analyse sei »eigentlich eine *Heilung durch Liebe*« (Freud und Jung 1974, 13, Brief vom 6. 12. 1906). In den Protokollen der Wiener Psychoanalytischen Vereinigung finden wir später, am 30. 1. 1907, einen ähnlichen Ausspruch Freuds: »Unsere Heilungen sind Liebesheilungen« (Nunberg und Federn 1962, 96).

Wenn diese Affekte echte sind, wie Freud 1915 klar sagte (»Man hat kein Anrecht, der in der analytischen Behandlung zutage tretenden Verliebtheit den Charakter einer ›echten‹ Liebe abzustreiten«, Freud 1915a, GW 10, 317), wie kann der Analytiker diese ertragen, was wird da im Analytiker in Bewegung gesetzt? Freud gesteht, daß er damit seine *Schwierigkeiten* hatte, zum Beispiel, daß er die Mutterübertragung seiner Patienten auf ihn nicht mochte (»Ich fühle mich so männlich«, sagte er zu Hilda Doolittle), und er vermeidet die Begegnung mit Psychotikern, mit denen »ein... Zusammenarbeiten... regelmäßig mißlingt« (Freud, 1937c, GW 16, 80). Er schreibt an Hollos[1]: »Ich gestand mir endlich, es komme daher, daß ich diese Kranken nicht liebe, daß ich mich über sie ärgere, sie so fern von mir und allem Menschlichen empfinde.« (Freud, Brief an Stephan Hollós vom 4. 10. 1928, in: Schur 1967.)

Was waren die Erlebnisse – Schwierigkeiten, die durch Äußerungen der Affektivität hervorgerufen wurden –, die Freud zu seinen Schlußfolgerungen führten (unter anderem auch bezüglich der *Bedeutung* dieser Phänomene)? Zur Beantwortung dieser Frage möchte ich auf drei, wie mir scheint, wesentliche und *prägende* Vorkommnisse hinweisen. Allen gemeinsam ist eine sehr starke *Erotisierung* der Beziehung zwischen Patientin und Therapeut.

Freud war zunächst *außenstehender* »Dritter«, d. h. in der Position des Beobachters, der erst hineingezogen wurde, als die Schwierigkeiten eingetreten waren. Das Tolerieren der Regression wurde Freud schwergemacht durch seine Bestrebungen, eine Situation zu schaffen, die der eines Laboratoriums vergleichbar wäre, um seinem Ideal des wissenschaftlichen Charakters der Psychoanalyse zu entsprechen (vor allem sollte das, was sie zutage förderte, nicht durch die Aktivität des Analytikers induziert sein).

Die Regression und die Überschwemmung durch Sexualität und Psychose stellten eine Bedrohung dieses Bildes dar. Kern des Problems dürften die *persönlichen Reaktionen* der Therapeuten gegenüber regredierten Analysanden sein. In einem Brief vom 21. November 1907 erwähnt *Josef Breuer* gegenüber Auguste Forel den Fall der Anna O.: »So habe ich damals sehr viel gelernt; viel wissenschaftlich wertvolles; aber auch das praktisch wichtige, daß ein ›general practitioner‹ unmöglich einen solchen Fall behandeln könne, ohne daß seine Tätigkeit und Lebensführung völlig dadurch zerstört würde. Ich habe mir damals gelobt, noch einmal durch ein solches Ordal *nicht* zu schreiten« (Ackerknecht 1957, 170). Über diese Epoche schreibt Ferenczi in seinem Tagebuch (1985 [1932], 142) »... er folgte Breuer mit Enthusiasmus, befaßte sich leidenschaftlich, hingebungsvoll mit der Heilung Neurotiker (stundenlang auf dem Boden liegend, wenn nötig, neben einer Person in hysterischer Krise). Er muß aber durch gewisse Erfahrungen erstens erschüttert, zweitens ernüchtert worden sein, wie Breuer beim Rückfall seiner Patientin und durch das Problem der vor (diesem) ... plötzlich wie ein Abgrund sich öffnenden Gegenübertragung.« Bemerken wir hier, daß Freud 1909 in den Vorlesungen an der Clark University immerhin gleich in den ersten Sätzen das Verdienst, »die Psychoanalyse ins Leben gerufen zu haben« (Freud 1910a [1909], GW 8, 3), Dr. Josef Breuer und seiner Patientin (Bertha Pappenheim) zuschreibt.
Die *nächste* bekannte *Episode* bezieht sich auf *Carl Gustav Jung, Sabina Spielrein* und Freud. Der Briefwechsel zwischen Freud und Jung fängt mit der Ankündigung Jungs an: »Ich behandle gegenwärtig eine Hysterie nach Ihrer Methode... Schwerer Fall, 20-jährige russische Studentin, krank seit 6 Jahren« (Brief vom 23. 10. 1906, in: Freud und Jung 1974, 7). Am 6. Dezember (ibid., 13) schreibt Freud den soeben zitierten Satz, wonach die Psychoanalyse »eigentlich eine Heilung durch Liebe« sei. Das ganze Problem der Affektivität wird *dramatisch* durchlebt und durchgearbeitet im Dreieck, zwischen der sehr authentischen Sabina Spielrein, dem peinlich berührten und sich rechtfertigenden Jung und dem verstehenwollenden Freud. Freud betont in diesem Zusammenhang die *Notwendigkeit* der *Überwindung* der Gegenübertragung (Freud und Jung 1974, 320, Brief vom 2. 2. 1910) und sogar einer *»vollständigen«* Überwindung (Nunberg und Federn 1962, 407, Sitzung vom 9. 3. 1910)[2] ... »Solche Erfahrungen«,

schreibt er an Jung, »wenngleich schmerzlich, sind notwendig und schwer zu ersparen. Erst dann kennt man das Leben und die Sache, die man in der Hand hat. Ich selbst bin zwar nicht so hereingefallen und ich war einige Male sehr nahe daran und hatte a narrow escape. Ich glaube, die grimmigen Notwendigkeiten, unter denen mein Arbeiten stand, und das Dezennium Verspätung gegen sie, mit dem ich zur Psychoanalyse kam, haben mich vor den nämlichen Erlebnissen bewahrt. Es schadet aber nichts. Es wächst einem so die nötige harte Haut, man wird der ›Gegenübertragung‹ Herr, in die man doch jedesmal versetzt wird und lernt seine eigenen Affekte verschieben und zweckmäßig plazieren. Es ist ›a blessing in disguise‹« (Freud und Jung 1974, 255, Brief vom 7.6.1909). Binswanger erinnerte sich an den Ausspruch Freuds, »man muß also seine Gegenübertragung jedesmal erkennen, und überwinden, dann erst ist man selbst frei« (Binswanger 1956, 65; Brief von Freud an B., 20.2.1913).

In diesem Zusammenhang ist es interessant, aus den 1909 geschriebenen Notizen über eine Sitzung, etwa zwei Monate nach Analysebeginn mit dem Rattenmann, zu zitieren. In dieser Stunde (23.11.1907) sieht der Analysand Freuds Mutter verzweifelt, »weil alle ihre Kinder gehängt (worden seien)... er wisse, daß in meiner Familie einmal ein großes Unglück geschehen, ein Bruder, der Kellner war, habe in Budapest Mord begangen und sei hingerichtet worden. Ich lache auf, woher er das wisse, und damit sinkt sein ganzer Affekt zusammen. Sein Schwager, der meinen Bruder kennt, habe ihm das alles mitgeteilt, als Beweis, daß Erziehung gar nichts, Anlage alles sei« (Freud 1955 [1907-08], in: 1974, 158, und Freud 1987, 545-546). Ist das Auflachen eine Gegenübertragung? Ein Teil der analytischen Haltung? Sind irgendwelche Gefühlsäußerungen und ein affektiver Austausch notwendiger Teil einer langen, regelmäßigen Beziehung, sozusagen unausweichlich? Alle diese Fragen dürften noch heute in der Luft schweben; einer nicht simplizistischen Antwort harrend, wenigstens einer notwendigen Reflexion.

Bezüglich dieser 1907/08 durchgeführten Behandlung des »Rattenmannes« finden wir in Freuds Aufzeichnungen (Freud 1974, 1987) noch weitere bemerkenswerte *Besonderheiten*: der Rattenmann findet von der »Karte« Freuds »an ihn, ›herzlich‹ unterzeichnet sei zu intim« (Freud 1974 [1907-1908], 180; 1987, 551). Zudem berichtet Freud: »Ich hatte früher einmal, als er erzählt

hatte, wie sein Mädchen auf dem Bauch lag und ihr die Genitalhaare rückwärts vorsahen, bedauert, daß die Frauen jetzt auf diese keine Sorgfalt verwenden und sie als unschön bezeichnet...« (Freud 1974, 228; 1987 564). Er schreibt auch: »Ich gebe ihm Zolas ›Joie de vivre‹ zu lesen« (Freud 1974, 218; 1987, 561). Auch wenn seine Bemerkung: »Er ist hungrig und wird gelabt« (Freud 1974, 210; 1987, 559), sich vielleicht mehr auf eine Phantasie als auf ein aktuelles Geschehen bezieht und alle diese Verhaltensweisen in seiner Praxis eher Ausnahmen gewesen sein durften, stellt sich doch die Frage: Worauf beruht die Wahl solcher Ausnahmen, solcher Verhaltensweisen?
1910 taucht, wie eine Antwort, das erste Mal in Freuds Schriften das Wort *Gegenübertragung* auf. Anläßlich des Nürnberger Kongresses sagt er: »Wir sind auf die ›Gegenübertragung‹ aufmerksam geworden, die sich beim Arzt durch den Einfluß des Patienten auf das unbewußte Fühlen des Arztes einstellt«, und fügt sofort hinzu: »und sind nicht weit davon, die Forderung zu erheben, daß der Arzt diese Gegenübertragung in sich erkennen und bewältigen müsse« (Freud 1910d, GW 8, 108). Das unbewußte Fühlen des Analytikers – Einfühlung und Empathie – wird hier als gegeben angenommen, und diese Idee verstärkt sich in der zwei Jahre später veröffentlichten Aussage, wonach der Analytiker »dem gebenden Unbewußten des Kranken sein eigenes Unbewußtes als empfangendes Organ zuwenden« und »aus den ihm mitgeteilten Abkömmlingen ... dieses Unbewußte ... wiederherstellen« solle, wie der Telefonhörer dies mit den elektrischen Wellen tut (Freud 1912e, GW 8, 381f.). Damit wird, in seiner Sicht, das eigene Unbewußte des Analytikers »zum Instrument bei der Analyse«. Ernst Falzeder (1989) machte darauf aufmerksam, daß die unbewußte *Kommunikation* von der daraus folgenden *Haltung* bei Freud klar differenziert wird und er nur das zweite als *Gegenübertragung* bezeichnete.[3] Jedenfalls taucht in *Totem und Tabu* der Gedanke im Zusammenhang der Kommunikation zwischen Generationen wieder auf, und Freud postuliert eindeutig, daß »jeder Mensch in seiner unbewußten Geistestätigkeit einen Apparat besitzt, der ihm gestattet, die Reaktionen anderer Menschen zu deuten, das heißt die Entstellungen wieder rückgängig zu machen, welche der andere an dem Ausdruck seiner Gefühlsregungen vorgenommen hat« (Freud 1912-13, GW 9, 191).
Freuds Lieblingsschüler Sándor Ferenczi wandte konsequenter-

weise diesen Gedanken nicht nur auf die *Kommunikation* zwischen Generationen, sondern auch auf diejenige zwischen *Analytiker* und Analysand an. Die unbewußte Kommunikation – Empathie – sollte in der Folge für beide Männer eine große Rolle spielen: Vor allem Ferenczi jagte zwischen 1909 und 1911 in ganz Mitteleuropa den Wahrsagerinnen nach, um dieses Problem besser in den Griff zu bekommen. Nach der gemeinsamen Amerikareise gingen beide nach Berlin, um eine von ihnen zu treffen, und das Gedankenübertragungsproblem blieb lange ein ständiges Thema in ihrem Briefwechsel. Sie hofften, daß die Gedankenübertragung auch das Problem der Übertragung beleuchten würde.
Zu dieser Zeit schrieb Lou Andreas-Salomé: »Für das, was Freud jetzt und zunächst arbeitet, ist vielleicht das Herauskommen mit den Ferenczischen zu früh: aber sie *sind* sich die Ergänzer. Und drum *muß* noch Ferenczis Zeit kommen« (Lou Andreas-Salomé 1965, 147 [1912-13]). Freud wußte wohl, daß er damit delikate, persönliche Bezüge angesprochen hatte. Schrieb er denn nicht an Jung: »Der Aufsatz über die ›Gegenübertragung‹, der mir notwendig scheint, dürfte allerdings nicht gedruckt werden, sondern müßte unter uns in Abschriften zirkulieren« (Freud und Jung 1974, 527, Brief vom 31. 12. 1911).

Kehren wir aber zunächst zur Chronologie der Ereignisse zurück. *1911*: Ferenczi berichtet am 14. Juli, daß er Elma, die Tochter seiner Freundin Gizella (verheiratete Pálos), in Analyse genommen habe. Auch Gizella war bereits von ihm analysiert worden (Fer. 30. 10. 09).[4] Im Lauf der Analyse verliebt sich Ferenczi in Elma Pálos (Fer. 3. 12. 11). Er bittet Freud dringend, Elmas Analyse zu übernehmen. Trotz Bedenken akzeptiert Freud. Es folgt eine Zeit der Unsicherheit, der Änderung von Entscheidungen, obwohl Ferenczi sich bewußt ist, daß er, indem er geradewegs in diese Affäre hineinlief, daran war, seine eigene Familiengeschichte im Sinne des *Wiederholungszwanges* neu zu *verwirklichen*. In der Folge berichtet ihm Freud laufend über Einzelheiten der Behandlung, vor allem darüber, wie und ob Elmas Liebe zu Ferenczi der Analyse »standhält«. Alle Beteiligten begehen Indiskretionen: Ferenczi schickt Freud Abschriften von Elmas Briefen, in denen diese »*durchaus* wissen (will), was Sie (Freud) mir über sie geschrieben hätten ... (Fer. 18. 1. 12), Freud schreibt über Ferenczi vertraulich an Frau Gizella (Fr. 17. 12. 11) – Gizella zeigt natürlich den Brief Ferenczi. Darüber hinaus will der Vater Elmas, dem diese Einzelheiten der Analyse mitgeteilt hatte, eingreifen. Ferenczi besucht Freud in Wien, um mit ihm über Elma zu sprechen. Das Treffen wird Elma, die der Analyse wegen in Wien wohnt, verheimlicht. Obwohl Elma die Analyse fortsetzen will, bricht Freud sie ab, als sie nach seiner Einschätzung die »narzißtische Strömung« (Freud 13. 3. 12) erreicht. Nachdem Elma ein »Stück Analyse« bei Freud zwischen Neujahr und Ostern abgeschlossen hat und nach Budapest zurückgekehrt ist, nimmt Ferenczi sie wieder auf, um die Analyse unter begreiflicherweise schwierigen Umständen abzuschließen.

Als etwas später, 1916, Freud Ferenczi in Analyse nahm, wußte er schon um die »Sorge, das Schicksal unserer Freundschaft mit etwas anderem, Unbestimmbaren zu verknüpfen« (Fr. 21. 4. 12), und schrieb bereits von »der durch die Analyse gegebenen Gefahr der persönlichen Entfremdung« (Fr. 4. 5. 13). Offenbar sah er die Gefahren deutlich, und doch analysierte er Elma und später auch Ferenczi. Freud analysierte sogar seine eigene Tochter Anna (»Annerls Analyse wird sehr fein, sonst sind die Fälle uninteressant«, Fr. 20. 10. 18). Balint sprach von »the intricacy of the couches«.[5] Tatsächlich hat Freud viele seiner Schüler analysiert, z. B. Wilhelm Stekel, Anton von Freund, Ludwig Jekels, Marie Bonaparte, Helene Deutsch, oft kurz und z. B. auf Spaziergängen (wie bei Eitingon und van Emden). Auf der anderen Seite weigerte sich Freud, bestimmte Personen zu analysieren, so Tausk (Roazen 1969), Federn (Roazen 1971, 302), Reich (ibidem, 481) oder Otto Gross, gegen dessen Behandlung »sich mein Egoismus, vielleicht doch eher meine Notwehr gesträubt hat« (Freud und Jung, 1974, 174). Sowohl Groddeck (Groddeck und Freud 1974, 73 f.) als auch Ferenczi (Fer. 26. 2. 26 und 1. 3. 26) boten Freud an, ihn in Behandlung zu nehmen, als er am Krebs erkrankte, was Freud aber ablehnte. Ferenczi und Groddeck analysierten einander (vgl. Ferenczi und Groddeck 1982, und Groddeck und Freud 1974, 66). Ferenczi analysierte Jones, Freud dessen Freundin Loe, und sie korrespondierten darüber. Ferenczi meinte, Freud solle Jung analysieren (Fer. 20. 1. 12), und widersprach heftig Otto Rank, der in den Konflikten um ihn und sein *Trauma der Geburt* (1924) gemeint hatte, es sei ein Vorteil, daß er nicht analysiert worden sei (Fer. 1. 9. 24).

Charakteristisch für das Temperament Ferenczis war, wie *rückhaltlos* und ohne alle »Versicherungen« er sich in die therapeutische Situation begab und wie wenig er eine klare oder defensive Trennung zwischen seinem professionellen und privaten Leben vornahm. Nicht nur der Analytiker, sondern der ganze Mensch

Ferenczi engagierte sich in diesen Beziehungen und ging in ihnen bis an die Grenzen mit einem Mut, der seine Stärke und – in dieser Episode — zweifelsohne auch seine Schwäche war.
Verwirrt und ratlos in den durch sein Engagement heraufbeschworenen Komplikationen griff Sándor Ferenczi immer wieder zum Mittel der Analyse. Er ging von der Hoffnung aus, in ihr eine objektive Methode zu haben, die zur Klärung menschlicher Beziehungen eingesetzt werden könnte. So meinte er, daß bei einem beliebigen Patienten jeder voll analysierte Analytiker »unvermeidlich zu denselben objektiven Feststellungen gelangen und logischerweise dieselben taktischen und technischen Maßnahmen ergreifen« würde (Ferenczi 1926 [283], 382); so verglich er Vorgänge während der Analyse mit chemischen Reaktionen[6], »wie im Probierglas« (Fer. 21. 4. 09). Doch die Psychoanalyse konnte weder in Elmas Analyse bei Ferenczi noch in jener Ferenczis bei Freud jenen Anteil chemisch reinen Gefühls ausfällen, der nicht durch Übertragung und Neurose verunreinigt gewesen wäre. Im Gegenteil: Statt einfacher wurden die Beziehungen komplizierter.
Ferenczi mußte gerade in diesen Episoden, in den Rollen von Analytiker *und* Analysand, sehr schmerzhaft erkennen, daß die Analyse kein Instrument ist, das unabhängig von der Person funktioniert, die es bedient. Sehr wahrscheinlich trugen diese Ereignisse wesentlich dazu bei, daß Ferenczi zunehmend die Haltung des *Analytikers* als *Variable* in der therapeutischen Gleichung begriff und sie daher in den Mittelpunkt seines Interesses rückte. So wie er darunter litt, in diesem Beziehungsgeflecht nicht mehr zwischen »Übertragungs-« und »echten« Gefühlen unterscheiden zu können, so wie er unter der Aufteilung in die Rollen als Analytiker, Analysand, Liebhaber, Freund und Schüler litt, so wie er sich mit seiner ganzen Persönlichkeit auf diese Beziehungen einließ, so scharf konnte er sehen, wie Patienten unter der »Hypokrisie« (Ferenczi 1933 [294], 514-515) der Erscheinungen beabsichtigter Abstinenz seitens des Analytikers litten.
In diesem Dilemma befand sich Elma, befand sich Ferenczi. Letzterer konnte eine Trennung in einen ausgesprochenen und einen unausgesprochenen, weil »selbstverständlichen« Teil einer Beziehung nicht akzeptieren. Alles konnte und sollte zwischen analytisch geschulten Menschen ausgesprochen werden. »Denken Sie sich nur, was das bedeuten würde, wenn man *jedem die Wahrheit sagen könnte*, dem Vater, dem Lehrer, dem Nachbar und selbst

dem König« (Fer. 5.2.10). Und die Analyse schien Ferenczi das Mittel, auch das Verborgene und Unaussprechliche in diesen Beziehungen ans Licht fördern und aussprechen zu können.

So führte ein konsequenter Weg von diesen Erfahrungen zu der *Radikalisierung* des Übertragungsbegriffes durch Ferenczi, der – 1926, unter dem Einfluß von Rank und nach einem engen Gedankenaustausch mit ihm – »jeden Traum, jede Geste, jede Fehlhandlung, jede Verschlimmerung oder Besserung im Zustande des Patienten vor allem als Ausdruck des Übertragungs- und Widerstandsverhältnisses (Ferenczi 1926 [271], 109) auffaßte.[7] Hier ist er eigentlich der Vorreiter der, wenigstens öffentlich, mehrheitlich gehaltenen Positionen von heute. Ferenczis Weg führt weiter zu seinen technischen Experimenten, zur aktiven Therapie und Relaxationsmethode bis hin zur mutuellen Analyse in bezug auf den Beitrag des Analytikers zur analytischen Begegnung: offen, ohne Tabu darüber zu denken und zu sprechen, wie z. B. in der Arbeit über »Sprachverwirrung zwischen den Erwachsenen und dem Kind« (Ferenczi 1933 [294], wo die Rolle der Erwachsenen und der von ihnen geschaffenen psychischen Atmosphäre in der kindlichen Entwicklung und, im Extremfall, in den Kindheitstraumata untersucht wird.

Wenn danach Freud feststellt, die Analyse sei eigentlich eine Heilung durch Liebe, so bedeutet für ihn der Begriff ›Liebe‹ Übertragungsliebe – und für Ferenczi wahrscheinlich ebenfalls Gegenübertragungsliebe. Es scheint, als ob diese grundlegende Frage uns – ungelöst – sogar noch heute beschäftigte: Welches sind die anzuratenden oder geduldeten Ausdrucksweisen dieser *reellen Affekte*, und welches ist ihre Rolle resp. Bedeutung in psychoanalytischen Behandlungen?

Dies sind berührende Momente unserer intellektuellen Geschichte: verschiedene Episoden der Entdeckung des erfahrenen *reellen Einflusses der Gegenübertragung*. Doch darüber hinaus versteckt sich dahinter ein sehr grundlegendes Problem: es betrifft die Notwendigkeit und den optimalen Grad des *affektiven* Einflusses der psychoanalytischen Begegnung auf *den Analysanden und den Analytiker*.

Darüber traten Divergenzen auf, und die Befürchtungen waren zählebig. Da Ferenczi trotz seiner Vorbehalte voranschritt, wurde der Graben zwischen ihm und Freud breiter.

»Die analytische Situation: die reservierte Kühle, die berufliche Hypokrisie und die dahinter versteckte Antipathie gegen den Patienten, die dieser in allen Gliedern fühlte, war nicht wesentlich verschieden von jener Sachlage, die seinerzeit – ich meine in der Kindheit – krankmachend wirkte. Indem wir bei diesem Stande der analytischen Situation dem Patienten auch noch die Traumareproduktion nahelegten, schufen wir eine unerträgliche Sachlage; kein Wunder, daß sie nicht andere und bessere Folgen haben konnte als das Urtrauma selbst. Die Freimachung der Kritik, die Fähigkeit, eigene Fehler einzusehen und zu unterlassen, bringt uns aber das Vertrauen der Patienten. *Dieses Vertrauen ist jenes gewisse Etwas, das den Kontrast zwischen der Gegenwart und der unleidlichen, traumatogenen Vergangenheit statuiert*, den Kontrast also, der unerlässlich ist, damit man die Vergangenheit nicht mehr als halluzinatorische Reproduktion, sondern als objektive Erinnerung aufleben lassen kann. Die versteckte Kritik meiner Patienten z. B. entdeckte mit Scharfblick die aggressiven Züge in meiner ›aktiven Therapie‹, die berufliche Hypokrisie in der Forcierung der Relaxation und lehrte mich, Übertreibungen in beiden Hinsichten zu erkennen und zu beherrschen.« (Ferenczi 1933 [294], Bd. 3, 515/516).

Wie in vielen anderen Schriften finden wir auch in diesem Text Gedanken zur Verantwortung des Analytikers im Herstellen einer *therapeutischen Umgebung* (Vorformen der Begriffe der »holding«- und »container«-Funktionen u. a.) und im Zusammenhang damit das Problem, wie über den *Wiederholungszwang hinwegzukommen* ist, und viele andere Probleme der psychoanalytischen Praxis. Vergessen wir nicht, daß Freud selber 1914 geschrieben hat: »Wir eröffnen ihm [dem Analysanden] die Übertragung als den Tummelplatz, auf dem ihm gestattet wird, sich in fast völliger Freiheit zu entfalten, und auferlegt ist, uns alles vorzuführen, was sich an pathogenen Trieben im Seelenleben ... verborgen hat« (Freud 1914 g, GW 10, 134).
Wenn Freud dazu neigte, den Patienten als Objekt rationaler Forschung anzusehen und neue Einsichten für sein Modell der Psyche zu suchen, ging Ferenczi auf seinem Weg durch die von Freud geöffneten Türen, indem er den Analysanden immer radikaler als ein Subjekt begriff, das mit dem Analytiker in Wechselwirkung stand und diesen auch persönlich anging. Freud konstruierte mit Genie, um Rickmans (1951) Ausdruck zu gebrauchen, eine »Ein-Personen-Psychologie«; Ferenczi eröffnete mit Intuition den ganzen Bereich des Feldes der Interaktion zwischen *zwei Personen*.
Freud hatte argumentiert, das Entwickeln der Theorie fördere die

Technik, und er benutzte die später als »klassisch« bezeichnete Methode der kognitiv-didaktischen Einsichten und der Rekonstruktion aus der Erinnerung. Ferenczi entwickelte die objektbezogene Methode mit hohem Niveau an Übertragungs- und Gegenübertragungsarbeit, interaktiver Einfühlung (»Einstimmung«) und unter Verwendung der Regression. Mit der Gegenübertragung als Instrument beginnend, richtete er seinen Projektor je länger je mehr auf den Analytiker als ganze Person...
Gemäß Balint wirkte (1968 a, 186) »das historische Ereignis des Zwists zwischen Freud und Ferenczi... in der psychoanalytischen Welt wie ein Trauma«. Die Tatsache, daß sogar eine so intime Freundschaft von diesen Problemen empfindlich gestört werden konnte, machte die Analytiker außerordentlich vorsichtig in ihren »Technik«-Diskussionen. So verschwanden die Probleme der Regression und vor allem der Gegenübertragung in den dreißiger Jahren zunächst völlig aus den Diskussionen. Der Ferenczi-Schüler und Freud-Verehrer Michael Balint brachte durch seine Emigration das Wissen um diese Probleme nach Großbritannien, wo ähnliche Gedanken zur Diskussion standen (etwa M. Little) und wo Donald Winnicott (1949), Paula Heimann (1950) und danach viele andere das Thema wiederaufnahmen...
Diese schöpferische Verlängerung der von Freud eröffneten fundamentalen Perspektiven durch Ferenczi bezüglich Objektbeziehung, Gegenübertragung und psychoanalytischer Kommunikation brachte im ganzen gesehen einen neuen *Aufschwung*, und trotz *lebhafter Debatte* blieben die beiden Protagonisten einander treu. Die Kontroverse endete nicht mit Feindschaft oder Abfall, wenn sie auch vorerst nicht gelöst werden konnte. »Die Auseinandersetzungen zwischen uns... können warten... Mir ist es wichtiger, daß Sie Ihre Gesundheit wieder erhalten«, schrieb Freud am 2.4.1933. Ein paar Wochen später stirbt Ferenczi – nicht ohne Freud einen letzten Ratschlag gegeben zu haben, der seine ganze Sorge für ihn ausdrückt: »... ich rate Ihnen, die Zeit der noch nicht gefahrdrohenden Lage zu benützen, um mit einigen Patienten und Ihrer Tochter Anna in ein sichereres Land, etwa England, zu reisen« (Fer. 29.3.1933). Berührende Worte und erstaunliche Klarsicht eines sterbenden Mannes... Sie zeugen von einer Beziehung, die solider war als etwaige Meinungsverschiedenheiten.

Ludwig Wittgenstein schreibt: »Meine Originalität (wenn das das richtige Wort ist), ist, glaube ich, eine Originalität des Bodens, nicht des Samens. (Ich habe vielleicht keinen eigenen Samen.) Wirf einen Samen in meinen Boden und er wird anders wachsen als in irgend einem anderen Boden. Auch die Originalität Freuds war, glaube ich, von dieser Art« (Wittgenstein, 1977). Die Gedanken Ferenczis wuchsen offensichtlich in einer intimen Beziehung und im Gedankenaustausch mit Freud, sozusagen in seinem Boden. Wie Balint bezeugt, war Freud selber von Ferenczis unveröffentlichten Arbeiten, als ihm diese nach Ferenczis Tod vorgelegt wurden, sehr beeindruckt (M. Balint in: Ferenczi 1985, 33). Er schrieb auch, daß man die Vaterschaft der verschiedenen Ideen kaum wird auseinanderhalten können. Wir sind in der glücklichen Lage, daß wir das auch nicht zu tun brauchen: Wir sind in unseren psychoanalytischen Bemühungen und Gedankengängen Erben eines Genies wie Freud – der dazu noch so außerordentliche Männer um sich versammeln konnte wie Sándor Ferenczi. Letzterer bleibt auch Beispiel für eine schöpferische Weiterentwicklung der Freudschen Ideen, Zeuge der Fruchtbarkeit des von Sigmund Freud geschaffenen Fundaments.

Das Erbe Ferenczis hat auf verschiedenen Wegen die *zeitgenössische psychoanalytische Szene* zutiefst beeinflußt, vielleicht mit der einzigen Ausnahme der amerikanischen Ich-Psychologie. Die Betonung von Identifikation und Projektion im Kleinianismus in Großbritannien und Lateinamerika geht zum Teil auf dieses Erbe zurück, und zwar über Melanie Klein selber und über den Einfluß der Britischen »Independent Group« auf den Kleinianismus der vierziger und fünfziger Jahre. Melanie Klein war, wohlverstanden, ursprünglich Schülerin Ferenczis und dann Abrahams gewesen. Diese gemischte Erbschaft wird auch in ihrem Werk deutlich (Grosskurth 1986, insbesondere Kapitel 2 und 3, passim).

Noch wichtiger war Ferenczis Einfluß, vermittelt durch Balint, auf die britische »Independent School«; zudem auch auf die amerikanische »Interpersonal School« (seine Analysandin Clara Thompson u. a.) und, über verschiedene Wege – vor allem über London (Balint – Ornstein) (Balint, Ornstein und Balint 1972 a) und vielleicht das Ferenczi-Studium von Gedo (Gedo 1968) – auf die Selbstpsychologie.

Wir finden hier eine *Kontinuität* in der Tradition der Psychoanalyse: Gerade in den Filiationen zeigt sich immer auch die Originalität. So steht die Selbstpsychologie in einer großen psychoanalytischen Tradition analytischer Pioniere, unter anderem Sándor Ferenczis.

Zusammenfassend können wir die historische Entwicklung in drei Etappen konzipieren. *Erste Etappe:* Die affektive Belastung der psychoanalytischen Situation war für grundsätzliche Entdekkungen sehr anspornend, etwa für diejenigen von »Übertragung« und »Gegenübertragung«. Übertragung heißt aber auch Zuweisung als Erklärung des aktuellen Geschehens auf die Figuren der Vergangenheit.

Damit wurde zwar ein wichtiger Fortschritt im psychoanalytischen Verständnis der analytischen Begegnung erreicht – die Probleme wurden jedoch nicht gelöst. Die Geschehnisse um 1910, eigentlich von der Jahrhundertwende, vom Dora-Fall 1900, bis zur Geschichte von Jung, Sabina Spielrein und Freud als drittem um 1906-09 und zu Ferenczi, Elma und Freud wiederum als drittem um 1911-1912 sowie auch das Scheitern Freuds, eine »Allgemeine psychoanalytische Methodologie« zu schreiben, zeigen dies zur Genüge.

Zweite Etappe: Nach dem Budapester Kongreß 1918 scheint Freud sich von dieser Frage und Problematik abzuwenden. Ferenczi und Rank gehen mit Freuds Unterstützung ihre eigenen Wege bis etwa 1924. Diese Wege sind gekennzeichnet durch die Verallgemeinerung des Übertragungsbegriffes einerseits und die Entdeckung der zentralen Rolle des Analytikers im psychoanalytischen Geschehen andererseits.

Auf diesem Boden – *dritte Etappe* – geht Ferenczi nach 1924 seine eigenen Wege, die von einer »Detabuisierung« der Aktivität des Analytikers und von einer *interaktiven* Technik mit Regression, hochaktiver Spannung und Wiedererleben der *traumatischen* Momente der Lebensgeschichte bestimmt sind. Diese Technik ist in allen heutigen psychoanalytischen Schulen vorherrschend: Ferenczi wurde so durch seine Vorschläge zum Vater der modernen Psychoanalyse. Sein »Vermächtnis«, das *Klinische Tagebuch* (1985 [1932]), ist der Versuch eines Analytikers, alle seine Gefühle und Gedanken zum Objekt einer Reflexion zu machen, um seine professionelle Aktivität zu erfassen – wohl ein einzigartiges Unternehmen. Wie Balint sagt, war Freud, als er von diesen Gedanken Kenntnis nahm, sehr beeindruckt. Freud bemerkte übrigens im

Nachruf, Ferenczi habe alle *Analytiker* »zu seinen Schülern gemacht« (Freud 1933 c).
Nach *Balint* hat der Zwist zwischen Freud und Ferenczi als traumatisches Ereignis gewirkt. Obschon im engeren Kreise Freuds, z. B. von Helene Deutsch (1926), grundlegende Überlegungen zur Gegenübertragung angestellt worden sind, scheinen *nach dem Tode* Ferenczis die Ideen zur Gegenübertragung, Regression und Aktivität des Analytikers tabuisiert worden zu sein. Es ist wahrscheinlich Balints Verdienst, diese durch seine Auswanderung von Budapest nach London gebracht und zum Gemeingut der britischen psychoanalytischen Gesellschaft gemacht zu haben. Dort wurden sie nach dem Krieg von Winnicott einerseits und Paula Heimann andererseits aufgegriffen. Balint unterstrich die Wichtigkeit der Identifikation für das Verständnis des anderen (Balint 1961 a). Melanie Klein schlug 1946 den Begriff der projektiven Identifikation vor (zunächst als Abwehrmechanismus gedacht), die später durch Bion und andere zu einem Instrument des Verständnisses der komplizierten pro- und introjektiven Interaktionen zwischen Analytikern und Analysanden wurde und mithalf, das gegenseitige Verständnis zwischen den Protagonisten der Analyse, ja sogar die Prozesse der Veränderung nachzuvollziehen. Um diese Linie geht es auch in der britischen Mittelgruppe und deren Fortsetzung, in vielen Gedanken von *Kohut* und *Ornstein*, u. a. über Empathie, bei denen wir viele auf Ferenczis Linie liegende Ideen neu und originell bearbeitet wiederfinden.

Anmerkungen

1 Immerhin ist er zu diesem Zeitpunkt 72 Jahre alt.
2 »Die Gegenübertragung muß vom Arzt vollständig überwunden werden.«
3 Dies im Gegensatz zum späteren Sprachgebrauch in vielen analytischen Schriften von den 50er Jahren an.
4 Die bisher unveröffentlichten Briefe von Freud an Ferenczi werden durch »Fr.«, diejenigen von Ferenczi an Freud durch »Fer.« gekennzeichnet. Ihre Veröffentlichung ist vorgesehen bei Böhlau/Wien und Calmann-Lévy/Paris für Herbst 1992.
5 M. Balint an Elma Laurvik, Brief vom 11. 5. 1966 (Balint-Archiv, Genf).
6 Die Metapher »Psycho-*Analyse*« dürfte ursprünglich aus der *chemi-*

schen Analyse stammen. (Freud unterstreicht in seinem C. V. von 1885, daß er »durch drei Semester« den Unterricht »des Herrn Prof. E. Ludwig in chemischen, besonders gasanalytischen Arbeiten« »genoß«; Freud 1987, 47; s. auch Haynal 1989.)

7 Diese Radikalisierung wurde von Freud nie ganz mitgemacht. Im Zusammenhang seiner Antwort an Ferenczi schreibt er übrigens: »... Und außerdem sei nicht jede gute Beziehung zwischen Analytiker und Analysiertem, während [sic – A. H.] und nach der Analyse, als Übertragung einzuschätzen« (Freud 1937 c, GW 16, 65 f.).

Literatur

Ackerknecht, Erwin H. (1957): »Josef Breuer über seinen Anteil an der Psychoanalyse«, in: *Gesnerus* 14, 169-171

Andreas-Salomé, Lou (1965): *In der Schule bei Freud. Tagebuch eines Jahres, 1912-1913*, Kindler: München.

Balint, Michael, und Enid Balint (1961 a): *Psychotherapeutische Techniken in der Medizin*, H. Huber: Bern; Klett-Cotta: Stuttgart, 1980.

Balint, Michael (1968 a): *Therapeutische Aspekte der Regression. Die Theorie der Grundstörung*, Rowohlt: Reinbek 1973.

Balint, Michael, Paul H. Ornstein und Enid Balint (1972 a): *Fokaltherapie. Ein Beispiel angewandter Psychoanalyse*, Suhrkamp: Frankfurt/M. 1973.

Binswanger, Ludwig (1956): *Erinnerungen an Freud*, Francke, Bern.

Deutsch, Helene (1926): »Okkulte Vorgänge während der Psychoanalyse«, in: *Imago* 12, 418-433.

Falzeder, Ernst (1989), persönliche Mitteilung.

Ferenczi, Sándor (1926 [271]): »Kontraindikationen der aktiven psychoanalytischen Technik«, in: S. Ferenczi: *Schriften zur Psychoanalyse*, Band II, Fischer: Frankfurt/M. 1972, 182-193.

–, (1933 [294]): »Sprachverwirrung zwischen den Erwachsenen und dem Kind«, in: *Bausteine zur Psychoanalyse*, Band 3, 511-525, Huber: Bern und Stuttgart 1964.

–, (1985 [1932]): *Ohne Sympathie keine Heilung. Das klinische Tagebuch von 1932*, hrsg. und Vorwort von Judith Dupont. Mit einer Einleitung von Michael Balint, Frankfurt/M: S. Fischer 1988.

Ferenczi, Sándor, und Groddeck, Georg (1982): *Briefwechsel 1921-1933*, Fischer: Frankfurt/M. 1986.

Freud, Sigmund, und Breuer, Josef (1895 d): *Studien über Hysterie*, *GW* 1, 77-312.

–, (1904 a): »Die Freudsche psychoanalytische Methode«, *GW* 5, 3-10.

–, (1905 e): *Bruchstück einer Hysterie-Analyse*, *GW* 5, 161-286.
–, (1909 d): *Bemerkungen über einen Fall von Zwangsneurose*, *GW* 7, 381-463.
–, (1910 a): »Über Psychoanalyse«, *GW* 8, 3-60.
–, (1910 d): »Die zukünftigen Chancen der psychoanalytischen Therapie«, *GW* 8, 104-115.
–, (1912 b): »Zur Dynamik der Übertragung«, *GW* 12, 363-374.
–, (1912 e): »Ratschläge für den Arzt bei der psychoanalytischen Behandlung«, *GW* 8, 376-387.
–, (1912-13): *Totem und Tabu*, *GW* 9.
–, (1913 c): »Weitere Ratschläge zur Technik der Psychoanalyse: Zur Einleitung der Behandlung«, *GW* 8, 454.
–, (1914 g): »Erinnern, Wiederholen und Durcharbeiten. Weitere Ratschläge zur Technik der Psychoanalyse II«, *GW* 10, 126-136.
–, (1915 a): »Weitere Ratschläge zur Technik der Psychoanalyse: Bemerkungen über die Übertragungsliebe«, *GW* 10, 306-321.
–, (1923 a): »›Psychoanalyse‹ und ›Libido-Theorie‹«, *GW* 13, 211-233.
–, (1925 d): »Selbstdarstellung«, *GW* 14, 33-96.
–, (1926 e): »Die Frage der Laienanalyse«, *GW* 14, 209-286.
–, (1933 c): »Sándor Ferenczi«, *GW* 16: 268.
–, (1937 c): »Die endliche und die unendliche Analyse«, *GW* 16, 57-100.
–, und Oskar Pfister (1963 a): *Briefe 1909-1939*, hrsg. von E. L. Freud und H. Meng, Frankfurt/M.
–, (1974): *L'homme aux rats. Journal d'une analyse*, Presses Universitaires de France: Paris.
–, und Carl G. Jung (1974): *Briefwechsel*. S. Fischer: Frankfurt/M.
–, (1987): »Originalnotizen zu einem Fall von Zwangsneurose (›Rattenmann‹, 1907-08)«, *GW*, *Nachtragsband*, 505-565.
–, und Sándor Ferenczi: unveröffentlichte Korrespondenz (demnächst bei Böhlau/Wien und Calmann-Lévy/Paris).
Gedo, John (1968): »Noch einmal der ›Gelehrte Säugling‹«, in: *Psyche* 22/4, 301-319.
Groddeck, Georg (1974): *The Meaning of Illness. Selected Psycho-Analytic Writings, including his Correspondence with Sigmund Freud*, Hogarth: London 1977.
Grosskurth, Phyllis (1986): *Melanie Klein, Her World and Her Work*, Alfred A. Knopf: New York.
Haynal, André (1987): *Die Technik-Debatte in der Psychoanalyse. Freud, Ferenczi, Balint*, S. Fischer: Frankfurt/M. 1989.
–, (1989): »A propos de l'histoire de la médecine psychosomatique«, in: *Médecine et Hygiène* 47, 1296-1301.
Heimann, Paula (1950): »On counter-transference«, in: *International Journal of Psychoanalysis* 31, 81-84; deutsch: »Bemerkungen zur Gegenübertragung«, in: *Psyche* 18, 483-493, 1964.

Masson, Jeffrey M. (1985): *Sigmund Freud, Briefe an Wilhelm Fließ 1887-1904*, S. Fischer: Frankfurt/M.
Nunberg, Hermann, und Federn, Ernst (Hg.) (1962): *Protokolle der Wiener Psychoanalytischen Vereinigung*, S. Fischer: Frankfurt/M. 1976-81, Bd. 1-4.
Rickman, John (1951): »Number and the Human Sciences«, in: Wilbur, G. B., und W. Muensterberger (Hg.): *Psychoanalysis and Culture*, Intern. Univ. Press: New York.
Roazen, Paul (1969): *Brother Animal. The Story of Freud and Tausk*, Alfred A. Knopf: New York.
Schur, Max (1967): *The Id and the Regulatory Principles of Mental Functioning*, The Hogarth Press and the Institute of Psychoanalysis, London.
Stepansky, Paul E. (1986): *Freud, Appraisals and Reappraisals. Contributions to Freud Studies*, Bd. 1, The Analytic Press: Hillsdale, New Jersey.
Swales, Peter J. (1986): »Freud, his Teacher and the Birth of Psychoanalysis«, in: P. E. Stepansky (1986).
Winnicott, Donald W. (1949): Haß in der Gegenübertragung, in: *Von der Kinderheilkunde zur Psychoanalyse*, Fischer Taschenbuch: Frankfurt a. M./Kindler: München 1983, 77-90.
Wittgenstein, Ludwig (1977): *Vermischte Bemerkungen*, Suhrkamp: Frankfurt/M.

Joseph D. Lichtenberg
Haß im Verständnis der Selbstpsychologie, ein motivationssystemischer Ansatz

Um Ursprung und Natur von Haß zu erkunden, will ich die allgemein verbreitete Meinung, nach der ein Aggressionstrieb angenommen werden muß, um die Ursachen von Haß zu erklären, in Frage stellen. Ich werde mich im Sinne eines alternativen Vorschlags eingehend mit der Natur aversiver Reaktionen bei Säuglingen und Kleinkindern beschäftigen.[1] Im Schlußteil trage ich meine Hypothese vor, daß Haß dann als symbolische Repräsentanz von Personen, Dingen und Situationen entsteht, wenn der betreffende Mensch eine narzißtische Kränkung erfahren hat. Ist Haß nach einem Angriff auf das Selbst erst einmal als Reaktion entstanden, dann können die betroffenen Selbst- und Objektrepräsentanzen des Hassenden und Gehaßten verschiedenartige Transformationen durchlaufen und Ausdruck der unterschiedlichsten Motivationen sein.

Ist der Aggressionstrieb eine notwendige Grundannahme?

Balzac schreibt in *Tante Lisbeth*: »Die Freuden eines befriedigten Hasses gehören zu den wildesten und glühendsten, die das Herz erleben kann.« In Anbetracht der Grausamkeiten, die Menschen einander zufügen, angesichts von Krieg, Terrorismus, versuchtem Genozid, von Entführung, Raub und Überfall, wie sie tagtäglich vorkommen, angesichts von Stammeskriegen und schweren Verkehrsunfällen auf den Autobahnen schien es den Psychologen und dem gesunden Menschenverstand gebildeter und ungebildeter Männer und Frauen einleuchtend, daß es einen Aggressionstrieb oder aggressiven Instinkt gibt, ja geben muß: weil das Gesetz des Urwaldes das Gesetz des Menschen ist; weil der Mensch nichts anderes als ein Tier ist, das sprechen kann und das dabei seine Bestialität lediglich hinter den Rationalisierungen seiner Bedürfnisse, seiner Selbsterhaltung und hinter Patriotismus versteckt. Anderen Vorstellungen zufolge kämpft die ganze Menschheit gegen die Erbsünde oder gegen den Todestrieb oder ist psychotisch mit einem nur dünnen Anstrich von geistiger Gesundheit und Kultur.

Wie steht es angesichts dieser apokalyptischen Vorstellungen vom Erwachsenen mit den Kindern? Für manche ist die Kindheit eine Zeit der Unschuld, versinnbildlicht im entzückenden Cherub von Raffael. Shakespeare redet in *Wie es euch gefällt* vom »Kind, das in der Wärt'rin Armen greint und sprudelt; vom weinerlichen Buben, der mit Bündel und glatten Morgenantlitz, wie die Schnecke, ungern zur Schule geht«. »Greinen« und »Sprudeln«, »Quengeln« und »Unwilligkeit« sind allesamt Anzeichen aversiver Reaktionen; sind sie aber Manifestationen eines Aggressionstriebes? Welche Belege für Aggressivität finden wir, wenn Säuglinge und Kleinkinder direkt beobachtet werden?

Parens' (1979) Kinderbeobachtungen sind in diesem Zusammenhang besonders lehrreich. Parens begann seine Untersuchungen mit dem Ziel, sich auf »das Auftauchen der Aggression in den ersten drei Lebensjahren« (S. 3) zu konzentrieren. Er ging von der theoretischen Position aus, daß sich die Ursache für die Entladung einer besonderen Triebenergie finden lassen müsse, und kommt zu dem Schluß, daß »Aggression ein instinkthafter Trieb ist«, der »von Natur aus das Ich dazu motiviert, seine Adaptations- und Bewältigungsaufgaben zu meistern« (S. 124). Parens endet beim gleichen Denkschema und bei derselben Theoriebasis (primär Mahlerscher Prägung), mit der er angefangen hatte.

Um so aufschlußreicher ist es daher, daß Parens in seinen Kinderbeobachtungen keinen Beweis dafür liefert, daß das Kind eine inhärente, primär destruktive Absicht verfolgt. Zur Einordnung seiner Daten benutzt Parens vier Kategorien, in denen er eine Terminologie verwendet, die seine vorgefaßten Vorstellungen über das Triebgeschehen anzeigt. Die erste Kategorie ist die unlustbezogene Entladung von Destruktivität (unpleasure-related discharge of destructiveness), wie z. B. Zornreaktionen bei Kindern, die hungrig, frustriert, verängstigt sind oder unter Schmerzen leiden. Als Beispiel führt Parens die zwölf Wochen alte Rose an: Mit den Augen untersucht sie ein leuchtend farbiges ca. 15 cm großes Spielzeug etwa eine Minute lang.

»Sie scheint das Spielzeug erreichen zu wollen. Sie wirkt vergnügt und wird immer aufgeregter, ihre ganze Motorik steigert sich in Heftigkeit und Geschwindigkeit... Trotz aller Anstrengung kann Rose nicht... nach dem Spielzeug greifen oder es in den Mund nehmen, sie kommt nicht weiter und kann das Spielzeug weder mit der Hand noch mit dem Mund untersuchen. Auf dem Höhepunkt ihrer Anstrengungen zeigt sich ein unlustvoller Affekt auf ihrem Gesicht, und sie fängt an zu schreien. Sie erscheint frustriert und zornig. Unlust scheint aufzukommen, ... wenn die Frustrationen eine bestimmte Schwelle überschritten haben und die Befriedigung zu lange ausgeblieben ist« (S. 19).

Meiner Auffassung nach ist Roses zorniges Schreien eine aversive Reaktion, die von Geburt an als Indikator für Kummer und Unwohlsein in der Pflegeperson-Kind-Einheit zur Verfügung steht. Es signalisiert das Bedürfnis nach einer Reaktion der Pflegeperson.

Parens' zweite Kategorie ist die affektneutrale Entladung von Destruktivität (nonaffective discharge of destructiveness). Beispiele dafür sind: Saugen, Kauen und Kratzen. Parens berichtet:

»... 3 Monate alte Säuglinge ziehen an ihren Haaren oder an den Haaren der Mutter oder kratzen sich das Gesicht. Bei unseren Kindern scheint es sich aber eher um nicht anhaltende, unterbrochene und zufällige Bewegungen zu handeln, nicht um gezielte Bewegungen, die von einer psychischen Energiequelle herrühren« (S. 107).

Parens prüft die Behauptung, daß die Menschen ihr Erbe als Fleischfresser in den aggressiv-triebhaften Manifestationen des Kauens, Saugens und Beißens bewahrt haben. Er findet aber auch dafür keinen Beweis und kommt zu dem Schluß: »Wir können davon ausgehen..., daß bestimmte Aspekte der Destruktivität, etwa der Beutetrieb, infolge der Zivilisation und der Industrialisierung der Nahrungserzeugung bei Menschen weniger ausgeprägt sind als bei fleischfressenden Tieren« (S. 105 f.).

In meinen Augen sind Kauen und Saugen vor allem Funktionen eines Motivationssystems, das die physiologischen Bedürfnisse reguliert. Löwen und Tiger zerstören, obwohl sie Fleischfresser sind, nicht die Brustwarzen ihrer Mütter. Sie müssen ihre Wildheit gegenüber der Beute erst im Spiel lernen und üben. Damit gehört das Jagen und Fressen der Beute zum explorativ-assertiven System und wird dadurch ausgelöst, daß das physiologische Bedürfnis des Hungers gestillt werden muß.

Parens' dritte Kategorie ist die nichtdestruktive Entladung von Aggressionen (nondestructive aggression discharge). Er belegt sie mit Beobachtungen an einem Kind namens Jane: Im Alter von zwei Monaten erforscht Jane hellwach ihre Umwelt; im Alter von drei Monaten kann sie sich drehen; im Alter von vier Monaten krabbelt sie, greift nach Gegenständen, ergreift diese; im Alter von fünf Monaten kann sie das Spielzeug eines anderen Kindes an sich reißen (mit der Absicht, das Spielzeug zu bekommen, nicht das andere Kind zu berauben); im Alter von sechs Monaten sitzt sie; mit 14 Monaten ist sie in der Lage, ein Spielzeug an einer Schnur hinter sich herzuziehen; im Alter von 16 Monaten versucht sie geduldig, verschieden geformte Klötze in die jeweils dafür bestimmten Öffnungen einer Schachtel hineinzustecken; im Alter von 20 Monaten kann sie sich mit Papier, Stiften, Ton, Puzzles und Leim spielerisch beschäftigen.

Ich glaube nun, daß gerade das, was Parens hier am Beispiel Janes beschreibt, die Existenz eines exploratorisch-assertiven Motivationssystems beweist. Das Kind verfolgt energisch seine Ziele; es kann durchaus auch aggressiv werden. All dies hat aber wenig bzw. gar nichts mit Destruktivität zu tun.

Parens kommt zu folgenden Schlußfolgerungen, die mit seinen eigenen Vorstellungen über Aggression und Entladung zusammenhängen:

»Ich hatte wiederholt das Gefühl, daß Jane schon im Alter von fünfzehn Wochen etwas tat, was im Alter von zwölf, achtzehn oder vierundzwanzig und mehr Monaten als eine gute Leistung angesehen worden wäre. Diese klinischen Beobachtungen, die wir bei allen unseren Kindern wiederholt machen konnten, erschütterten alle diejenigen Hypothesen bis auf den Grund, die besagen, daß hierbei eine nichttriebhafte angeborene neutrale Ich-Energie im Spiel sei und daß Aggression von Natur aus immer destruktiv sei« (S. 388 f.).

Wenn Parens schreibt, daß seine Beobachtungen das Fundament dieser Hypothesen »erschütterten«, so bringt er auf persönliche Weise das Problem zum Ausdruck, das seine Daten ihm aufzwingen, nämlich zwei bedeutenden Theoretikern in zentralen Punkten zu widersprechen.

Der erste ist Heinz Hartmann (1955), der eine angeborene neutrale Ich-Energie annimmt, die aber der zwingenden Natur der funktionalen Aktivität des Kleinkindes nicht gerecht wird. Alle energiegeladenen Reaktionen des Kindes auf äußere Reize, wie z. B. auf Spielzeuge oder auf ein näherkommendes menschliches Gesicht, strafen das Wort »neutral« Lügen. Wir müssen vielmehr eine bestimmte motivationale Kraft annehmen, die, gepaart mit funktionalen Fertigkeiten, an den beschriebenen Aktivitäten beteiligt ist. Parens' Darstellungen implizieren ferner, daß es bei den beschriebenen Aktionen nicht um eine »Entladung von Aggression« geht, sondern um den Versuch, einen affektiven Zustand von Können und Kompetenz zu schaffen oder wiederherzustellen. In vielen seiner Beschreibungen ist er sich der affektiven Verfassung des Kindes offensichtlich bewußt, er zieht daraus aber keine Konsequenzen für seine Schlußfolgerungen.

Die zweite Hypothese, die durch Parens' Beschreibungen in fundamentaler Weise erschüttert wird, ist diejenige, die besagt, daß Aggression »von Natur aus ausschließlich destruktiv« sei. Parens vermeidet eine direkte Auseinandersetzung mit den Anhängern dieser Hypothese, nämlich mit Mahler, Klein, Kernberg und auch mit den Ich-Psychologen. Er erwähnt, daß Marcovitz (1973) aus klinischen und theoretischen Gründen eine Gleichsetzung von Aggression und Destruktivität abgelehnt hat. Für mich ist das ein Beispiel dafür, wie uns Worte, unsere große symbolische Errungenschaft, Fallen stellen können. Wir nehmen an, daß Destruktivität eine Konnotation von Aggression sei und müssen dann diese Konnotation negieren. Ich schlage daher vor, Janes aggressives Verhalten nicht als nichtdestruktive Entladung von Aggression einzuordnen, sondern als Ausdruck von Exploration und Selbstbehauptung und damit als Teil eines gesonderten Motivationssystems.

Parens' vierte Kategorie ist die lustbezogene Entladung von Destruktivität (pleasure-related discharge of destructiveness), wie sie bei Kleinkindern zu beobachten ist, die kurz vor Vollendung ihres ersten Lebensjahres stehen. Sie reagieren zornig, stoßen, treten, beißen und ärgern andere, durchaus mit der Absicht, zu verletzen und daraus Lust zu gewinnen. Mary rennt zum Beispiel, entgegen der Anweisung ihrer Mutter, aus dem Zimmer auf die Diele; ihre Mutter fängt sie ab. Mary reagiert darauf mit Zorn, wobei sich ihr Gesicht rötet und alle Muskeln sich anspannen. Sie schüttelt sich und brüllt wie am Spieß. Zwar schlägt sie nicht ihre Mutter, wohl aber Gegenstände wie die Couch und ihren Spielzeugkarren. Betrachten wir Jane im Alter von 15 Monaten: Sie verschafft sich

»eine Illustrierte; ihre Mutter will nicht, daß sie sie hat, aus Furcht, daß sie sie zerreißt. Frau K. nimmt Jane die Illustrierte weg, und Jane reißt sie wieder an sich. Nach zwei unerwarteten Interaktionen dieser Art schlägt Frau K. leicht auf Janes Hand. Jane reagiert reflexartig und automatisch, indem sie ihre Mutter einmal auf den Arm schlägt« (S. 238).

Parens hat nicht vorausgesetzt, daß zunehmendes aggressives Verhalten und das Vergnügen, andere zu verletzen und zu behindern, wie es vom Ende des ersten Lebensjahres an auftritt, tatsächlich so spontan ist, wie es oft erscheint. Da das Team die Kinder von Geburt an genau beobachtet hatte, konnte Parens annehmen, daß in jedem der Fälle eine »Erfahrung psychischen Schmerzes oder ausreichender Unlust« vorausgegangen war (S. 119).

»So ging die vierzehn Monate alte Candy einmal auf den zweieinhalb Jahre alten Donnie los und verpaßte ihm einen ziemlich festen Schlag auf den Arm. Die Aktion erfolgte scheinbar ganz spontan, war es aber überhaupt nicht. Candy war nämlich drei Tage zuvor von Donnie hart geschlagen worden« (S. 118f.).

Zu dieser Zeit ging Candy auch mit ihrer Zwillingsschwester und mit ihrem Spielzeug ziemlich aggressiv um. Ihr später erfolgter Angriff auf Donnie trägt alle Merkmale einer Absicht, die sich auf »einen intrapsychisch registrierten Vorläufer« (S. 119) bezog.
In seiner ersten Kategorie – in der Säuglinge auf Frustration und Schmerz mit Weinen und Ärger reagieren – und in seiner vierten Kategorie – in der Kleinkinder auf Hindernisse und Verletzungen reagieren – beschreibt Parens etwas, das meiner Meinung nach besser als »Bedürfnis, aversiv zu reagieren«, zu bezeichnen ist. Schauen wir uns Parens' Schlußfolgerungen an:

»Wutreaktionen bei Kindern ereignen sich nicht spontan ... Wir entdekken vielmehr, daß notwendige Vorbedingung für das Auftreten von Wutreaktionen unserer Kinder eine übermäßige Unlust zu sein scheint. Außerdem fanden wir heraus, daß diese Reaktionsweise sehr früh im Leben aufgehalten oder gestoppt werden kann, und zwar nicht dadurch, daß die Kinder irgendwelche Gegenstände zerstören, sondern dadurch, daß die Mütter die Unlust aufheben, die die Wut des Kindes verursacht hat« (S. 5).

An anderer Stelle schreibt Parens: »Feindselige Zerstörungslust scheint weniger ein konstitutionell determinierter Trieb zu sein, der zwangsläufig zur Entladung drängt, sie wird eher durch spezifische Vorerfahrungen aktiviert, die alle einen gemeinsamen Nenner haben, nämlich eine als übermäßig erlebte Unlust« (S. 122). Er folgert daraus: »Das Ausmaß, in dem feindselige Destruktivität in der Psyche mobilisiert und angesammelt wird, steht in Relation zu höchst unguten Lebenserfahrungen« (S. 122).
Ich ziehe es vor, »Aversion« als Bezeichnung für dieses System zu verwenden, da sie es erlaubt, die beteiligten Motive genauer zu differenzieren. In manchen Fällen wird das Aversionssystem

durch nichts weiter ausgelöst als dadurch, daß der Säugling müde vom Saugen ist oder er die Brustwarze nicht richtig erreichen kann. Wenn der Säugling die Brustwarze aktiv ablehnt oder sich wegdreht und den Mund schließt, dann sind dies Signale, die, wenn sie von der nährenden Person richtig gedeutet und beantwortet werden, in großem Maß dazu beitragen, die physiologischen Bedürfnisse des Kindes erfolgreich zu regulieren. Damit ist Aversion als Signalsystem für ein optimales Funktionieren des Bindungssystems, des explorativ-assertiven und des sinnlich-sexuellen Motivationssystems gleichermaßen wichtig.
In anderen Fällen erreichen die Motive des aversiven Systems eine weit größere Intensität. Sie beanspruchen damit ein hohes Organisationsniveau des aversiven Systems selbst und fungieren nicht als Signale anderer Systeme. Dann wird das aversive System dominant, während die anderen Systeme eine untergeordnete Rolle spielen. Dies ist z. B. dann der Fall, wenn jemand an einer heftigen Auseinandersetzung beteiligt ist, in der Ärger eine zweifache Funktion erfüllt, nämlich eine angemessene Reaktion und eine vitalisierende Erfahrung für das Selbst zu sein. Dasselbe trifft zu, wenn man vor einer gefährlichen Situation flieht: zum Beispiel vor einem Feuer oder vor einem Sturm auf hoher See. Dann ist Angst ein wichtiger Bestandteil des richtigen Funktionierens und hält gleichzeitig unser Selbst lebendig.
Wenn wir ein Kontinuum von aversiven Reaktionen konzeptualisieren, die von Widerspruch und Rückzug oder beidem zugleich (als Signalen des Unwohlseins) auf der einen Seite bis zu intensiven Notreaktionen auf der anderen reichen, dann dient das System der Aversion in hohem Maße der optimalen Entwicklung. Wenn es darin durch eine angemessene empathische Empfänglichkeit der Pflegeperson unterstützt wird, dann wird die Kapazität des Selbst erheblich gesteigert.
Auf der anderen Seite kann nach Stechler und Kaplan (1989) jedes Motiv, wenn es durch massive Scham- und Schuldgefühle blokkiert wird, aggressive Züge annehmen und »unmittelbar zu offen aggressivem Verhalten führen. Wenn noch Strafen dazukommen, kann es sich verändern und letztlich völlig gehemmt werden«. Insofern bestätigen direkte Säuglings- und Kleinkindbeobachtungen die psychoanalytischen Rekonstruktionen pathologischer Charakterdeformationen. Zu solchen Deformationen kommt es dann, wenn Pflegepersonen die explorativ-assertiven Bedürfnisse

des Kindes, seine physiologischen Notwendigkeiten und seine Bedürfnisse nach Bindung oder nach sinnlichem Vergnügen blokkieren.

Es ist mein Anliegen, das aversive System hier so darzustellen, daß kein Schatten von Pathologie und kein unangemessener Haß auf seine Potentiale fällt. Ich werde hier eine klare Einschätzung der normalen Wechselfälle des aversiven Motivationssystems vornehmen, ehe ich auf die Folgen gravierender Versäumnisse im empathischen Verhalten der Pflegeperson eingehe. Damit kein falscher Eindruck entsteht, wenn ich hier so sehr die empathische Einstimmung (der Bezugspersonen gegenüber dem Kind, P. K.) betone, möchte ich folgendes hinzufügen:

Die Pflegepersonen müssen auch in der Lage sein, einfühlsam ihre »Empathie« (d. h. ihr mitfühlendes Hineinversetzen in die kindliche Sichtweise) vorübergehend aufzugeben (besonders gegenüber dem älteren Kleinkind) und sich auf echte Auseinandersetzungen mit dem Kind einzulassen, wenn sich das Motivationssystem Aversion optimal entwickeln soll. Die Pflegeperson muß empathisch anerkennen, daß es für das Kind von Vorteil sein kann, wenn es die empathische Verbindung zur Pflegeperson aussetzt, um die eigene Tagesordnung durchzusetzen oder wenn es gelegentlich sogar heftig aversiv auf eine Störung des eigenen Tagesablaufes reagiert.

Aversive Reaktion bei Säuglingen

Die bekannteste aversive Reaktion von Kindern ist wahrscheinlich das laute Schreien des Neugeborenen. Sein kraftvoller Protest gegen die Wucht aller notwendigen Anpassungen an eine plötzlich veränderte Umwelt ist für den Hörer ein Beweis für die Vitalität des Neuankömmlings. Ein Experiment, mit dem Aversion gegen einen schädlichen Geruch wie Ammoniak untersucht werden sollte, zeigte, daß zwei Stunden alte Neugeborene ihren Kopf energisch vom Schadstoff wegdrehen (Bower 1971). In einem anderen Experiment, von dem Emde (1981) berichtet, wurde ein leichtes Tuch über das Gesicht von drei Wochen alten Kindern geworfen. Einige Kinder gebrauchten die Arme und den Kopf, um das Tuch loszuwerden, wobei ihre Gesichter Kummer erkennen ließen; andere schlossen ihre Augen und zogen sich in Schlaf zurück; einige versanken geradezu in Tiefschlaf. In einem von Beebe und Stern (1977) zitierten Experiment wurde ein Kind durch ein lautes Geräusch erschreckt. Es reagierte mit Schreien, bog sich nach hinten, die Arme hoch emporgehoben, die Beine meist gestreckt, dann wie wild um sich schlagend. Etwas älter geworden, brachte es sein Mißfallen gegen die Versuche der Mutter, ihm einen gefütterten Overall anzuziehen, dadurch zum Ausdruck, daß es einen Buckel machte und sich mit völlig steifem Körper dagegen wehrte. Ein anderes Kind im selben Alter leistete dadurch Widerstand, daß es so schlaff wie ein Mehlsack wurde. In einem anderen Fall näherte sich ein Erwachsener einem Kind nicht im Rahmen des kindlichen Gesichtsfeldes, sondern so, daß der Kopf des Erwachsenen unmittelbar über dem Kind auftauchte. Das Kind wandte den Blick ab, drehte Kopf und Körper weg, zeigte Unbehagen und fing an zu weinen.

Derartige Beispiele – eine falsch plazierte Brustwarze beim Stillen, ein ätzender Geruch, ein Tuch über dem Gesicht eines wachen Kindes, ein lautes Geräusch oder mit verbogenen Gliedern festgehalten und gewaltsam in unbequeme Kleidung gesteckt zu werden, plötzlich einen großen Kopf auftauchen zu sehen – all dies ist eindeutig schädlich oder frustrierend für das Kind. Es überrascht daher nicht, daß Kinder von Geburt an aversive Reaktionsmuster für solche Erfahrungen besitzen.

Schauen wir nun an, was passiert, wenn die Erwartungen des Kindes enttäuscht werden, sobald es versucht, Bedürfnisse des Bindungs-Motivationssystems zu befriedigen und zwischenmenschliche Nähe zu genießen. In einem Experiment nähert sich eine Mutter lächelnd ihrer zehn Wochen alten kleinen Tochter. Der Säugling reagiert sofort interessiert, indem sich sein ganzer Körper voll gespannter Ungeduld ihr entgegenreckt. Wenn das Kind dann aber nicht die Stimme der Mutter hört, sondern die auf Tonband aufgezeichnete Stimme einer anderen Frau, verwandelt sich sein Interesse in pures Erschrecken, der zuerst freudige Gesichtsausdruck drückte jetzt schmerzliches Leid aus, und die Augen wenden sich vom Gesicht der Mutter ab.

In einem anderen Experiment wird die Mutter eines sechs Wochen alten Jungen instruiert, ein ausdrucksloses Gesicht zu machen. Das Kind verstärkt zunächst seine Bemühungen, die Mutter zu aktivieren. Als sie nicht darauf reagiert, werden die Anstrengungen des Kindes immer hektischer und desorganisierter, bis es schließlich in eine schmerzhafte Gelähmtheit zurückfällt (Call 1980). Ähnlich verlief ein Experiment, in dem Mütter instruiert wurden, ihre vier Monate alten Säuglinge in einer für diese ungewohnten Weise für drei Sekunden im Dunkeln allein zu lassen. Nachdem dies mehrere Male wiederholt worden war, wandten sich die Kinder von ihren Müttern ab und wehrten sich gegen ihre Versuche, den Kontakt wiederherzustellen (Papousek und Papousek 1975).

Diese Beobachtungen zeigen die aversiven Reaktionen von Widerspruch und Rückzug. Was sind die Auslöser? Eine Frauenstimme, ein ausdrucksloses Gesicht oder einige Sekunden in Dunkelheit sind schwerlich Dinge, die wir gewöhnlich als schädlich oder frustrierend einstufen würden. Wir können jedoch mit Hilfe unserer Einfühlung unschwer erkennen, daß solche Erfahrungen aus der Perspektive des Kindes ständig wiederkehrende und auch vorhersehbare Interaktionsmuster zwischen Mutter und Kind, aus denen die Kinder zunehmend interessante und lustvolle Erfahrungen ableiten, empfindlich beeinträchtigen.

Wenn wir die aversiven Reaktionen auf schädliche oder frustrierende Erfahrungen oder auf die Enttäuschung sozialer Erwartungen näher betrachten, dann scheinen die Reaktionen selbst relativ unwirksame Maßnahmen zu sein. Schreien, Erschrecken, Schlaffwerden, Strampeln, Einschlafen, Abwenden von Kopf oder Blick oder Zurückweisen sozialer Annäherungsversuche können für sich genommen wenig ausrichten, um die Dinge wieder in Ordnung zu bringen oder um sich vor der Quelle der Verletzung zu schützen. Kinder sind durch ihre angeborenen Fähigkeiten und aufgrund ihrer Lernmöglichkeiten bemerkenswert gut darauf vorbereitet, sich selbst an der Regulierung ihrer physiologischen Bedürfnisse, ihrer Bindungsbedürfnisse sowie ihrer Bedürfnisse nach Exploration und Selbstbehauptung zu beteiligen. Sie sind im Gegensatz zu ihren Fähigkeiten, sich in anderen Bereichen anzupassen, dann relativ hilflos, wenn es um die Entwicklung wirksamer aversiver Motive geht. Mit Ausnahme der Herabsetzung allgemeiner Spannung durch Schreien sind kindliche Aufregung, Schaukeln und Schlagen mit dem Kopf sowie Widerspruchs- und Rückzugsmuster, mit denen das Kind auf die Welt kommt, relativ unwirksame Mittel, um aversive Situationen zu beenden oder Leid wiedergutzumachen. Wenn die aversiven Reaktionen nicht zu stark sind, kann sich das gereizte oder weinende Kind selbst beruhigen, nämlich durch Lutschen an den Fingern (d. h. durch Aktivierung des sensuellen Systems) und durch Verlagerung der Aufmerksamkeit auf die Exploration eines visuellen oder auditiven Reizes (d. h. durch Aktivierung des explorativ-assertiven Systems). Ungeachtet dieser Fähigkeiten, die aversive Erfahrung selbst regulieren zu können, beschränkt sich die wichtigste konstruktive Kraft der angeborenen Reaktionsmuster des aversiven Motivationssystems in der frühen Kindheit auf deren erfolgreiche Funktion, den Pflegepersonen zu signalisieren, Abhilfe zu schaffen. Die Fähigkeit der Pflegeperson, auf Zeichen von Leiden, Angst, Frustration oder Zorn in aller Regel angemessen zu reagieren (dadurch, daß sie Ursachen beheben, wenn immer dies möglich ist, und zwar durch Beruhigen, Besänftigen und Wiederherstellen der Nähe), ist vielleicht der bedeutendste Faktor, um die Bindung zwischen Pflegeperson und Kind lebendig zu halten. Mütter und Väter sind immer »zu haben«; als Quelle direkter Freude in vertrauter Geselligkeit und auch als Quelle der Entlastung von aversiven Erfahrungen. Die Signalfunktion des affektiven Ausdrucks aversiver Erfahrungen bleibt auch nach der frühen Kindheit bestehen, sie bezieht sich dann aber in komplexerer Form auf Problemlösung.

Aversive Reaktionen bei älteren Säuglingen und Kleinkindern

Mit dem beginnenden Gewahrwerden von Intentionalität tritt eine wichtige Veränderung ein. Der zehn Monate alte Jeremy, ein aktiver und energischer Krabbler, schob einen Spielzeuglastwagen über den Holzboden, bis er durch einen dünnen Teppich gebremst wurde. Mit anhaltendem Brummen gab er dem Wagen einen Schubs, der ohne Wirkung blieb. Jeremy schaute zu seinem Vater herüber, der aber in seine Arbeit vertieft am Schreibtisch saß. Jeremy hörte auf zu brummen und gab dem Wagen mit leicht zornigem Gesichtsausdruck einen noch kräftigeren Schubs, mit dem Erfolg, daß er in hohem Bogen über den Teppich flog. Er strahlte vor Freude. Nun begann er, den Wagen mit steigender Erregung immer wieder über den Teppich zu schubsen.

Diese Beobachtung zeigt, daß ein Kleinkind immer dann, wenn es neugierig ist oder sich selbst behaupten will, gleichzeitig aber in

seinen Absichten behindert wird, aus dem Ärger über die Frustration heraus Kräfte gewinnt, die es das Hindernis erfolgreich überwinden lassen. Das Kind lernt in solchen Situationen, daß sein Ärger eine instrumentelle Funktion bekommt. Selbstbehauptung, verbunden mit Ärger oder Wut, ist eine Quelle von Macht und kann, wie bei Jeremy, eine geradezu berauschende Wirkung haben. Wenn dies geschieht, ist es schwierig zu bestimmen, ob dabei die Motivation zur Selbstbehauptung oder die zur Aversion ausschlaggebend ist. Kinder lernen vom Beginn der zweiten Hälfte des ersten Lebensjahres an zusammen mit dem Gefühl von Macht, das von größerer physischer Bewegungsfreiheit herrührt, als Teil der Wahrnehmung ihrer eigenen Subjektivität, daß Ärger einen katalysierenden Effekt bei Exploration und Selbstbehauptung haben kann und damit zur Überwindung von Hindernissen beizutragen vermag.
Mit größerer Bewegungsfreiheit, gesteigerter Exploration und Selbstbehauptung und mit der Erfahrung, daß Ärger ihren Absichten stärkeren Nachdruck verleiht, geraten ältere Säuglinge und Kleinkinder in Gefahrensituationen, ohne über angeborene Reaktionsmuster zu verfügen, die sie schützen könnten. Feuer, Messer und Steckdosen sind anziehend. Dem Ball nachzulaufen kann die ganze Aufmerksamkeit beanspruchen, die Gefahren auf der Straße nicht. Bunte Tabletten oder giftige, aber farblose Flüssigkeiten können eingenommen werden. Stühle werden zu Leitern, wenig stabile kleine Tische dienen dazu, sich hochzuziehen. Das Treppenhaus kann wie ein bloßer Durchgang zur Mutter erscheinen, die in der darunterliegenden Etage gerade eingetroffen ist. So wird ausgerechnet zur selben Zeit, in der Kinder der Macht gewahrwerden, die von explorativ-assertiven Motiven, gesteigert durch aversive Reaktionen auf frustrierende Situationen, herrührt, daß es also zu dieser Zeit notwendig wird, Modifikationen im aversiven Motivationssystem einzuführen, die Schutz und Sicherheit gewährleisten. Der Indikator, der der Pflegeperson solche Momente anzeigt, ist der besondere Eifer, den das Kind – statt eines Signals von Aversion wie Angst oder Kummer – angesichts einer Gefahr entwickelt. Die Pflegeperson muß dann die bestehenden Gefahren erkennen, auf die das Kind nicht vorbereitet und für die es blind ist. Das Eingreifen der Eltern gewährt nicht nur Sicherheit, sondern ermöglicht auch Lernerfahrungen, die das Kind für seine Selbstregulierung braucht.

Ich habe das aversive System als ein System beschrieben, das der Pflegeperson signalisiert: »Ich leide, bitte beseitige die Quelle meines Leidens, beruhige mich und lindere mein Leid!« Ich habe darüber hinaus gezeigt, daß erstens Aversion bei älteren Säuglingen und Kleinkindern insofern einen vitalisierenden Effekt hat, als der daraus resultierende Ärger hilft, Hindernisse zu überwinden; daß zweitens Pflegepersonen die aversiven Reaktionen des Kindes dann unterstützen sollten, wenn es in physische oder emotionale Gefahrensituationen gerät, und zwar dadurch, daß sie das Kind zurückhalten oder affektiv mit ihm Kontakt aufnehmen.
Ich werde nun diese Übersicht des normalen Funktionierens des aversiven Systems bei Kleinkindern dadurch vervollständigen, daß ich eine entscheidende adaptative Fähigkeit behandle, die sich in der präsymbolischen Phase zu entwickeln beginnt, die Fähigkeit nämlich, sich an Auseinandersetzungen zu beteiligen und sie zu regulieren. All diese Funktionen und die dazugehörigen Motive entwickeln sich weiter und verändern sich laufend, und zwar durch symbolische Repräsentation.
Parens' Beschreibungen (1979) der 13 Monate alten Jane liefern ein Beispiel für die Unvermeidbarkeit von Auseinandersetzungen sowie für Möglichkeiten, damit umzugehen:

Jane war ständig damit beschäftigt, die Dinge zu erforschen und mit ihnen zu »spielen«. Das führte immer wieder dazu, daß sie das wollte, was andere hatten; einschließlich meines Kaffees. Als ich sie meine Kaffeetasse nicht nehmen ließ, wandte sie sich ihrer Mutter zu und bekam Saft. Mit den Gleichaltrigen war es aber nicht so einfach. Sie wurde fordernder und zorniger, faßte nach Dingen und wollte sie behalten. Sie schrie zweimal und brüllte Temmy und Vicky an. Aber während sie immer aggressiver wurde, wurde sie auch immer vorsichtiger und nahm die so entstandene Konfliktsituation deutlicher wahr. Sie wollte unbedingt die Geldbörse haben, die Temmy in der Hand hatte. Temmy hielt etwa eine Minute durch, aber Jane steigerte ihre Forderung und schimpfte zornig, bis Temmy endlich die Geldbörse losließ, wie angewurzelt stehenblieb und weinte. Da griff Janes Mutter ein (S. 33).

Parens beschrieb zwei Auseinandersetzungen: die mit Jane wegen des Kaffees und die mit Temmy wegen der Geldbörse. In beiden Fällen hört der Bericht gerade da auf, wo unser Interesse geweckt wird.

Was hat Jane über den Umgang mit Auseinandersetzungen in diesen beiden Situationen gelernt, und wie hat sie es gelernt? Wir können vermuten, daß Jane aus dem ersten Fall gelernt hat, daß dann, wenn sie mit einer viel mächtigeren Person streitet, die ihren Besitz bestimmt und eindeutig verteidigen kann, der Kampf zu ungleich wird, um dabei gewinnen zu können. Sie mag gelernt haben, daß man die energische Verfolgung ihrer Ziele anerkannte, ohne daß sie beschämt wurde oder daß ihr Vorwürfe gemacht wurden. Sie mag aber auch gelernt haben, daß eine entschiedene erwachsene Person sich ihren aversiven Reaktionen nicht beugen würde, gleichgültig ob sie nun zornig sein, Widerspruch zeigen, sich verletzt zurückziehen, schmollen oder weinen würde. Weiterhin hat Jane zweifellos gelernt, daß sie in Auseinandersetzungen, bei denen ihre Mutter in der Nähe ist, die Erfahrung machen kann, daß die Mutter das Problem erkennen und eingreifen wird, um eine annehmbare Alternativlösung anzubieten. Wir wissen nicht, ob Janes Mutter Parens gegenüber zu erkennen gab, was sie selbst über das Verhalten ihrer Tochter Jane dachte, ob sie es billigte oder nicht.

Die Auseinandersetzung mit Temmy um die Geldbörse ist, was die darin eingeschlossenen Lernmöglichkeiten betrifft, besonders bemerkenswert. Zweifelsohne lernte Jane, daß sie eine energische und tatkräftige Kämpferin für die eigene Sache sein konnte, wenn sie den richtigen Gegenspieler gefunden hatte. Wenn man kräftiger und mit mehr Ausdauer als der Andere zog, bekam man die Geldbörse – für sich genommen eine wertvolle Lektion. Aber es hatte auch eine Wirkung auf den Anderen. Temmy weinte. Dann »intervenierte Janes Mutter«, wie Parens berichtete. Aber wie? Welche Botschaft bekam Jane über den Umgang mit Auseinandersetzungen? Brachte die Mutter sie dazu, Temmy die Geldbörse zurückzugeben, so daß sie gelernt hätte, daß man die Beute zurückgeben muß, wenn man sie dadurch gewonnen hat, daß man den Gegenspieler in einer aggressiven Auseinandersetzung übertrumpft hat? Erlaubte die Mutter ihr etwa, die Geldbörse zu behalten, machte sie aber gleichzeitig auf Temmys Weinen aufmerksam? Brachte sie dann Jane oder die beiden kleinen Mädchen dazu, nach einer anderen Geldbörse oder nach einer geeigneten Alternative für Temmy zu suchen oder nach einem Spiel, das beide Mädchen zusammen spielen konnten?

Wenn die Mutter Jane auf Temmys Kummer aufmerksam gemacht

hätte, dann hätte Jane gelernt, daß die andere Person in einer Auseinandersetzung emotional reagiert. Da Kinder in diesem Alter eine nachweisbare Neigung zur empathischen Wahrnehmung des Leidens anderer haben und die Tendenz zeigen, mit altruistischen Gesten zu antworten, hätte die Mutter bei Jane diese Tendenz unterstützen können. Man könnte sich vorstellen, wie Janes Mutter sagte: »Ja, du hast gewonnen, und du kannst die Geldbörse behalten; aber die Auseinandersetzung kann zu einer noch befriedigenderen Lösung gebracht werden, wenn wir zu der Freude, die du schon aus dem Triumph deiner Selbstbehauptung und aus dem zornigen Wettkampf gezogen hast, noch ein anderes gutes Gefühl hinzufügen. Wir können das gute Gefühl empathischer Wahrnehmung hinzufügen: möglicherweise durch eine altruistische Geste, und dadurch die vertraute Nähe zu deiner Freundin und Rivalin Temmy wiederherstellen.«

Auf diese Weise zu lernen, wie man mit Auseinandersetzungen umgeht, ist meiner Ansicht nach optimal. Erstens wird dabei ein vom kindlichen Selbst geschätztes Ziel behauptet. Wenn die Verwirklichung des Zieles auf Widerstand stößt, ist das Selbst in der Lage, durch eine mittels Ärger und Widerspruch gesteigerte Selbstbehauptung daran festzuhalten. Zugleich erwirbt das Kind ein Wahrnehmungspotential für die Wirkung von wetteiferndem Zorn und Widerspruch auf seinen Gegenspieler. Irgendwann während oder nach der Auseinandersetzung kann sich das Kind auf das Leiden des Gegenspielers empathisch einstimmen und sein Potential an altruistischen Gesten oder an Nähe wiederherstellenden Handlungen einsetzen. Das Zusammenspiel zwischen Jane und den Antworten, die ich der Mutter hypothetisch in den Mund gelegt habe, ermöglicht dieses positive Lösungsmuster für Kontroversen. Dieses günstige Lernergebnis im Umgang mit Auseinandersetzungen erlaubt es dem Kind, ohne einen Anflug von Bitterkeit oder Haß ein tatkräftiger Konkurrent zu werden.

Wenn, im Gegensatz dazu, der Kummer des Kindes mit Mißhandlung oder Schmerz beantwortet wird oder wenn das Kind eine »narzißtische« Kränkung erleidet, das heißt, wenn die Kohäsion des kindlichen Selbst bedroht wird, dann wird dadurch die Grundlage für eine sadomasochistische Charakterentwicklung und eine Neigung zum Haß geschaffen. Stellen wir uns vor, daß Janes Mutter immer wieder in bestimmter Weise interveniert, dann kann diese Interaktion als ein Muster oder eine Modellszene dienen, die Jane in späteren Jahren unbewußt reinszeniert oder gegen deren Reinszenierung sie unbewußt kämpft. Nehmen wir also an, daß Janes Mutter deutlich verärgert und provozierend ist. Der Streit zwischen Jane und Temmy wird zu einer Auseinandersetzung zwischen Jane und ihrer Mutter. Die Mutter schreit Jane an und bewegt drohend den Zeigefinger vor ihrem Gesicht hin und her. Jane stampft mit den Füßen auf und wendet sich ab. Die Mutter packt Jane und schreit: »Dreh' dich nicht weg von mir«. Jane versucht, sich aus dem Griff der Mutter zu befreien und schlägt wild um sich. Die Mutter reagiert darauf, indem sie Jane kräftig auf den Po schlägt. Jane schreit vor Schmerzen auf und liegt am Ende zusammengekauert auf dem Boden.

Was kann Jane aus dieser Erfahrung lernen? Sie würde eine eher verwirrende Botschaft empfangen. Die Mutter versucht, sich in ganz normale Kämpfe um Selbstbehauptung zwischen Jane und ihren Altersgenossen einzumischen und zieht dabei Jane in eine Auseinandersetzung mit sich hinein, an der Jane überhaupt kein Interesse hat. Außerdem lernt Jane, daß Auseinandersetzungen dadurch entschieden werden, daß der Stärkere siegt und der Schwächere körperlich verletzt wird, so daß diesem nichts anderes mehr übrigbleibt, als sich total zu unterwerfen. Das Kind lernt darüber hinaus, das, was es passiv erfahren hat, später anderen aktiv anzutun; ein Abwehrmechanismus, den Anna Freud (1936) als Identifikation mit dem Aggressor bezeichnet hat. Auf diese Weise werden Beziehungen sehr leicht sadomasochistisch getönt und tendieren dazu, zu Täter-Opfer-Verhältnissen zu werden. Wiederholte Erfahrungen dieser Art mit primären Pflegepersonen sind ein fruchtbarer Boden für die spätere Entstehung von Haß.

Nehmen wir an, daß die Interaktion zwischen Jane und ihrer Mutter einen noch anderen Ausgang nimmt. In dieser ausgedachten Szene erwartet Jane von der Mutter Unterstützung oder im schlimmsten Fall eine mitfühlende Intervention. Statt dessen entreißt die Mutter die Geldbörse Janes Händen, gibt sie dann Temmy mit einer scheinbar großmütigen Geste zurück und sagt allen, die es hören wollen, was Jane für ein biestiges, raff- und habgieriges kleines Mädchen ist. Janes Reaktion könnte darin bestehen, daß sie sich durch das Ausbleiben einer erwarteten und stark benötigten empathischen Unterstützung wie gelähmt fühlt. Tief verletzt könnte sie sich vom Spiel und vom Kontakt zur Außenwelt zurückziehen, an ihren Fingern lutschen oder sich an ihre Decke klammern. Besonders dann, wenn dies zu einem wiederkehrenden eingespielten Verhaltensmuster würde, könnte Jane versuchen, so zu tun, als ob nichts geschehen wäre, um auf diese kühle Art Temmy und die Mutter loszuwerden. Was hätte Jane gelernt, wenn die Mutter sich in der Auseinandersetzung so verhalten hätte? Sie würde lernen, wie ein Patient es einmal formulierte, daß »meine Mutter nur zu genau weiß, wo sie mich am leichtesten verletzen kann und wie sie alle Hoffnungen auf Unterstützung und Begleitung zunichte machen kann«. Jane wüßte, daß sie sich am Ende einer Auseinandersetzung völlig im Stich gelassen, isoliert, erniedrigt, verletzt und zerschlagen fühlen würde, wie eine leere und frostige Hülle ihres Selbst. Sie würde auf die letzte ihr noch zur Verfügung stehende Möglichkeit, ihren Gleichmut wiederherzustellen, zurückgreifen und sich dadurch selbst beruhigen sowie ihre »Würde« bewahren, daß sie sich nach außen keinerlei Zeichen ihres Schmerzes anmerken ließe. Als Folge der Auseinandersetzung im Anschluß an ihre Neugier und Selbstbehauptung würde sie von der entstandenen aversiven Gefühlslage ständig geplagt. Mit dem Aufkommen der Fähigkeit zu symbolischer Repräsentanz wäre ihre Beziehung zu ihrer sie nicht unterstützenden Mutter und die zu jedem Rivalen durch hartnäckigen Haß bestimmt, wie in Balzacs *Tante Lisbeth* beschrieben, was so weit gehen kann, daß es unmöglich wird, jemals wieder freudvolle Nähe zu beiden Eltern oder zu Gegenspielern herzustellen.

Klinische Beispiele für eine pathologische Organisation des aversiven Motivationssystems bei Kindern

In einer wegweisenden Studie über Widerspruchs- und Rückzugsverhalten in der frühen Kindheit berichtet Fraiberg (1982) über zwölf Kinder, vom Neugeborenen bis zum Alter von achtzehn Monaten. Sie wurden wegen Vernachlässigung bzw. vermuteter oder nachgewiesener Mißhandlung überwiesen. Alle Mütter waren schwer depressiv, eine war schizophren. Von allen Müttern wurde angenommen, daß sie einen Großteil des Tages für die Kinder psychisch abwesend waren. Es kam vor, daß unvorhersehbare Wut die mütterliche Depression durchbrach und das Kind darauf mit Angst reagierte. Alle Säuglinge zeigten der Mutter gegenüber eine massive Vermeidungshaltung. Sie vermieden, sie anzuschauen, anzulächeln, ihr gegenüber Laute zu äußern, nach ihr zu greifen, zu ihr zu krabbeln oder zu zeigen, daß sie getröstet werden wollten. Mit den Vätern oder mit Fremden nahmen sie Blickkontakt auf. Fraiberg schreibt, daß Gregg schon ab dem dritten Monat eine vollständige Vermeidungshaltung zeigte.

»Der Säugling läßt seinen Blick durch das Zimmer wandern. Als er dabei das Gesicht der Mutter streift, gibt es kein Anzeichen dafür, daß er ihr Gesicht wahrnimmt oder wiedererkennt. In Situationen, in denen ein Blickkontakt oder eine Geste nahezu unvermeidbar waren, ergeben sich immer wieder dieselben Verhaltensmuster (S. 619), nämlich Hunger, Einsamkeit und Übergangszustände. Ein plötzliches Geräusch oder ein Reiz, der nicht einmal identifiziert werden kann, löst Zustände von Hilflosigkeit und Desorganisation aus, die mit Schreien und Sich-hin-und-her-Werfen einhergehen – eine Raserei, deren Erregunsgrad sich zu einem Höhepunkt steigert und in völliger Erschöpfung endet« (S. 620).

Eine andere von Fraiberg beschriebene extreme Rückzugsreaktion ist das »Erstarren«, eine totale Unbeweglichkeit, die bei fünf Monate alten Säuglingen beobachtet werden konnte, in Situationen, die einem Beobachter zunächst günstig erscheinen mußten. Als Mary zum ersten Mal in die Praxis von Frau Fraiberg gebracht wurde, setzte die Mutter sie auf die Couch, wo sie über zwanzig Minuten mit glasigen Augen und wie erfroren sitzen blieb. Sie blickte nicht zu ihrer Mutter herüber, um sich ihrer zu versichern. Ihre Mutter bot ihr keinerlei Unterstützung an, und als Fraiberg sich Mary taktvoll zu nähern versuchte, reagierte sie nicht. Später zeigte ein Untersucher ihr Spielsachen. Mary machte einen zaghaften Versuch, die Spielsachen zu berühren, und fing plötzlich an zu weinen. Ihre Starre wurde abgelöst von desorganisierten Bewegungen. Ihr Weinen ging über in einen Schrei und der Schrei steigerte sich zu einem tieftraurigen Heulen, das fünf Minuten andauerte. Während des Schreis schien Mary die Umgebung nicht mehr wahrzunehmen, ihre eigene Persönlichkeit schien fragmentiert und sämtliche Regungen und Funktionen, außer der erkennbaren Aversion, schienen aufgelöst. Fraiberg vermutet, daß physischer Schmerz der Preis für die über eine gewisse Zeit aufrechterhaltene Unbeweglichkeit ist. Die hinzukommende Aversion des Schmerzes führt zur Aktivierung verschiedener äußerst primitiver Funktionen des aversiven Systems, verbunden mit Rückzugs- und Widerspruchsverhalten und dem Verlust sämtlicher Möglichkeiten, Bindung und Nähe herzustellen.

Folgender Bericht Fraibergs über Joshuas Art zu kämpfen zeigt deutlich die antagonistische Seite aversiver Reaktionen: Der 13 Monate alt Joshua ist stur, ablehnend und herausfordernd seiner Mutter gegenüber; er bekämpft sie mit ganzer Kraft, wenn sie ihn durch ihre Forderungen reizt. Ist dann der Kampf mit dem stärkeren Gegner verloren, bekommt Joshua einen großen Wutanfall. Er wirft sich zu Boden, schreit und schlägt um sich. Das Schreien geht in Schluchzen über, er ist tränenüberströmt... es dauert fast zehn Minuten, Joshua aus diesem Zustand herauszuholen. Hinterher ist er erschöpft, zittrig und schweißgebadet (S. 625 ff.).

Fraiberg geht davon aus, daß es Angst war, die den antagonistischen Ausbruch ausgelöst hat, der ihn dann seinerseits in den aufgelösten Zustand trieb. Sie schreibt, daß »es einen Augenblick vor jeder dieser Kampfepisoden mit seiner Mutter gibt, in welchem Angst auf Joshuas Gesicht zu sehen ist. Dann verschwindet jede Spur von Angst aus seinem Gesicht, und er fängt zu kämpfen an« (S. 626). Aufgrund dieser Beobachtungen können wir annehmen, daß es Angst ist, die bei Joshua sehr früh das aversive Motivationssystem als führendes System in Gang bringt, mit Widerspruchsverhalten als dem vorherrschenden Reaktionsmuster.

Gaensbauer (1982) berichtet über ein Mädchen, das von seinem Vater körperlich mißhandelt wurde, als es zwei Monate alt war. Man entfernte das Kind aus dem Elternhaus; zwei Monate später zeigte sie in der Klinik eine Angstvermeidungsreaktion, wenn sich ihr unbekannte Männer näherten, jedoch nicht, wenn es unbekannte Frauen waren. Ihre aversive Reaktion auf Männer wurde durch Angst ausgelöst und führte zu Rückzugsreaktionen, ganz im Gegensatz zu Joshuas Reaktion, dessen durch Angst ausgelöstes aversives Verhaltensmuster sich gegen seine Mutter richtete und nur aus Widerspruch bestand. Nachdem das von Gaensbauer beobachtete Mädchen von der sie nährenden Mutter fortgenommen und einer unempfänglichen Pflegemutter überlassen worden war, reagierte sie depressiv. Bei dem kleinen Mädchen löste die Mißhandlung Angst und ein aversives Rückzugsverhalten aus, während der Verlust der Mutter Wut und eine aversive Widerspruchsreaktion hervorrief.

Die von mir zitierten Säuglingsbeobachtungen zeigen, wie früh das aversive Motivationssystem pathologisch reagieren kann. Das Kind ist dann unfähig, sich entweder zurückzuziehen oder sich zu wehren. Es kann die Pflegeperson auch nicht dazu bewegen, es aus seiner Notlage zu befreien. Angst, Schmerz oder Zorn wären Gefühlszustände, die dem aufkommenden Selbst vertraut wären. Für das sich entwickelnde Selbst sind es nicht Stabilität und Vertrautheit, die einen direkt von Schmerz befreien, sondern Angst, Zorn und Trauer. In ähnlicher Form kommt es in der psychoanalytischen Behandlung schwerer Charakterstörungen darauf an, daß das Selbst in der Übertragung mit Angst, Wut und Depression verbundene aversive Situationen reinszeniert, um das innere Gleichgewicht zu finden.

Der Zusammenhang von Trauma und Haß

Welcher Zusammenhang besteht zwischen schweren Traumatisierungen, die manche Säuglinge und Kleinkinder erleiden, und Haß? Meine Hypothese lautet, daß Haß die Folge von Traumatisierungen sein kann, aber nicht muß; ist dies der Fall, so ist der Zusammenhang sehr komplex. Die von Fraiberg und Gaensbauer berichteten Traumatisierungen prädisponieren das Kind für eine frühe pathologische Organisation seines aversiven Systems und für die Kontamination aller anderen Motivationen mit einer Neigung zu Widerspruchs- und Rückzugsverhalten. Dies führt wiederum dazu, daß das zornige, ängstliche, für Scham- und Schuldgefühle anfällige Kind seine Umwelt als den eigenen Wünschen und Bedürfnissen gegenüber unempfänglich oder gar feindlich erlebt. Das daraus häufig resultierende Gefühl mangelhafter Empathie stellt eine schwere Bedrohung für die Stabilität des Selbst dar. Statt sich auf beständige Selbstobjekt-Erfahrungen zu verlassen, beginnt das sich entwickelnde Kind, Reaktionen zu erwarten oder häufig hervorzurufen, die Zustände von Hilflosigkeit auslösen, auf die das Kind mit narzißtischer Wut reagiert. Die Person oder Situation, die als die Quelle der Kränkung erscheint, wird dann zur Hauptzielscheibe des Hasses im Unterschied zu Vermeidungs-, Verteidigungs- oder Wutreaktionen.
Hassen können Kinder erst ab einem Alter von 18 Monaten, wenn eine kränkende Person, ein Gegenstand oder eine Situation symbolisch repräsentiert ist, nämlich im dualen Modus von Primär- und Sekundärprozeß. Erst dann können Wahrnehmungen und Vorstellungen in einer Weise organisiert werden, die einen bewußten oder unbewußten, flüssigen und plastischen inneren Dialog

zwischen der Selbstrepräsentanz und der Repräsentanz der gehaßten Person erlaubt. In solchen inneren Dialogen kann die erfolgte Kränkung und die Reaktion von Zorn und rachedurstiger Bosheit zusammen mit aktualisierten Fassungen aus neuen Erfahrungen immer wieder durchgespielt werden. Außerdem können andere Erfahrungen, die entweder mit dem ursprünglichen Trauma oder mit einer Kränkung und Haß verbindenden Beziehung zusammenhängen, der Widerspruchsreaktion weitere Versionen und Zusätze hinzufügen. Wenn sich die intrapsychische Verstrickung mit der gehaßten Person intensiviert, dann kann sich die tatsächliche Beziehung entweder ähnlich haßerfüllt gestalten, oder die Beziehung wird, ganz im Gegensatz dazu, vermieden oder gar ganz abgebrochen. Eine weitere Möglichkeit wäre die, daß der latente Haß durch übertriebene Freundlichkeit und großes Mitgefühl abgewehrt wird.

Mit anderen Worten: die Aversion des Kleinkindes ist nicht mit Haß gleichzusetzen. Sein intensiver Zorn ist kein Haß. Aus der Stärke infantiler Aversion und infantilen Zorns für sich genommen kann vermutlich nicht auf eine Neigung zu Haß geschlossen werden. Sroufe (1982, S. 592-595) schreibt: »Kinder mit einer sicheren Bindungsbeziehung mögen viel oder wenig schreien ... Es geht nicht darum, ob das Kind viel oder wenig schreit ..., sondern darum, ob die Pflegeperson Trost und Sicherheit spenden kann. Demnach können Kleinkinder mit sicheren affektiven Bindungen ziemlich abweisend reagieren, wenn man sie z. B. auffordert, ein interessantes Spielzeug wegzulegen, aber sie neigen nicht dazu, sich abzuwenden, wenn sie für die Lösung eines Problems Hilfe suchen«. Ausmaß oder Intensität des Schreiens, des Negativismus, des Zorns oder eines Wutanfalls bei Säuglingen und Kleinkindern sind als solche keine unmittelbaren Vorläufer von Haß, solange die Bindungsbeziehung stabil ist und die affektive Nähe durch Trösten und Beruhigen wiederhergestellt werden kann. Heftiges Schreien, Negativismus, Zorn oder Wutanfälle können jedoch dann in zweifacher Form auf die Möglichkeit einer Entwicklung von Haß hinweisen, wenn erstens die heftigen Äußerungen aversiven Widerspruchsverhaltens es den Eltern schwermachen, so zu reagieren, daß eine sichere Bindung und ein starkes Gefühl für freudvolle Nähe gefördert wird.

Zweitens kann das stark ausgeprägte Widerspruchsverhalten ein Hinweis darauf sein, daß sich, bei instabiler Bindung, die Reak-

tionen auf empathisches Versagen in einer Weise strukturiert haben, die leicht zu Abscheu und Gehässigkeit gegenüber einem potentiellen Angreifer führen.
Lassen Sie uns einige Beispiele empathischen Versagens in den einzelnen motivationalen Systemen betrachten, die zu narzißtischer Kränkung, Hilflosigkeit, Wut und schließlich zu Haß als stabilem Reaktionsmuster geführt haben.

Die psychische Regulierung physiologischer Notwendigkeiten

Der siebenjährige John wurde von seinen Eltern dazu gezwungen, Fisch zu essen, obwohl er Abneigung dagegen geäußert hatte. Er selbst konnte den Grund für seine Aversion nicht in Worte fassen, sein Vater sagte, er wäre kindisch, er müsse eine Mahlzeit, die seine Mutter zubereitet habe, auch essen. John tat einen vorsichtigen Biß und geriet dabei, wie er befürchtet hatte, auf Gräten. Er war äußerst ungeschickt beim Herausziehen der Gräten; er fürchtete, sie würden ihm ins Zahnfleisch stechen und ihn würgen. Die ganze Situation verursachte John einen gewissen Schmerz, Angst zu ersticken und bedeutete peinliche Erniedrigung angesichts seines Unvermögens, das zu tun, was die Erwachsenen konnten und von ihm erwarteten. Schließlich brach es aus ihm heraus, unter Tränen verkündete er, als er einmal einen Klumpen von Fisch und Gräten ausspucken mußte: »Ich hasse Fisch« – eine Einstellung, die er bis ins Erwachsenenalter beibehielt, wann immer jemand versuchte, ihn zu überreden oder zu zwingen, noch einmal Fisch zu essen. Es ist bemerkenswert, daß Johns Erfahrung zu einem bewußten Haß auf Fisch und nicht auf seine Eltern führte. Deren Scheitern als hilfsbereite Regulatoren seiner physiologischen Notwendigkeiten im Bereich der Ernährung ergaben das geschilderte Resultat. John entwickelte, ohne sich der auslösenden Erfahrung bewußt zu sein, weitere renitente Züge gegenüber Versuchen anderer, ihm im Hinblick auf seinen Körper Vorschriften zu machen, und wurde schließlich in bezug auf viele Regeln des Essens, Schlafens und der Ausscheidung außerordentlich empfindlich.

Ben entwickelte während seiner Schulzeit (junior high school) eine intensive Freundschaft zu seinem Klassenkameraden Alan. Ben wurde in Alans Familie freundlich aufgenommen; er durfte dort häufig übernachten und sogar die Ferien verbringen. Die Beziehung zu Alan bedeutete Ben sehr viel, weil er sich in seiner Familie fremd vorkam und den unerschütterlichen Glauben hatte, daß seine Mutter seine jüngeren Geschwister ihm vorzöge. In seiner eigenen Familie war Ben schweigsam, reizbar und verhielt sich seinen Geschwistern gegenüber gelegentlich sadistisch. Bei Alans Familie war er freundlich und charmant.

Aus Gründen, die mit Ben nichts zu tun hatten, schickten Alans Eltern den Jungen auf eine andere Schule, und beide sahen sich nur noch selten. Später kehrte Alan in Bens Schule zurück, befreundete sich aber sofort mit einem anderen Jungen, der sein bester Freund wurde. Als nun Ben versuchte, die frühere Beziehung wiederaufzunehmen, waren Alan und sein neuer Freund ihm gegenüber kühl und verspotteten ihn sogar auf grausame Art und Weise. Ben war am Boden zerstört, hin und her gerissen zwischen der Hoffnung, Alans Gefühle ihm gegenüber wiedergewinnen zu können, und dem Wunsch, jeglichen Kontakt abzubrechen und jede Hoffnung aufzugeben. In diesem Zustand von Verletzung und Kränkung, in seinem Gefühl, schlecht behandelt worden zu sein, und in seinem Unvermögen, die Situation verändern zu können oder sich für eine Handlungsweise zu entscheiden, begann Ben, Alan mit der gleichen Leidenschaftlichkeit zu hassen, mit der er ihn zuvor geliebt hatte. Er konnte Alan nicht aus seinen Gedanken vertreiben, ersann imaginäre Treffen mit ihm, in denen er ihn erniedrigte. Bens konzentrierter Haß auf Alan überdauerte einige Jahre, bis er allmählich verblaßte, da Ben versuchte, dadurch Selbstbestätigung und die Bewunderung einer ganzen Gruppe jüngerer Klassenkameraden zu erlangen, daß er Drogen einnahm und Mädchen verführte. Über weite Strecken seiner Analyse, die andauerte, bis Ben Ende zwanzig war, hielt er an der unerschütterlichen Überzeugung fest, daß er immer dann, wenn er an einer Unterhaltung beteiligt war und eine andere Person dazukam, sofort fallengelassen und ignoriert würde und darüber hinaus unfähig wäre, auf die Erniedrigung zu reagieren. Jetzt haßte er alle sozialen Situationen, in denen dies geschah oder geschehen konnte.

Fräulein Sitler trat ihre Arbeit in einer öffentlichen Einrichtung mit freudiger Erwartung an. Nach Abschluß ihrer College-Zeit hatte sie als Rechtsanwaltsgehilfin in einer Kanzlei gearbeitet, wo ihre Leistungen als großartig angesehen wurden. Sie kam zu dem Schluß, daß sie dort keine Zukunft hätte, und ging auf eine Verwaltungsfachschule, um dort ihre Ausbildung mit dem »Magister« (Master of Business Administration) abzuschließen. Nach einer Phase des Zögerns, in der sie ihre Angst überwinden mußte, mit einer geringfügigen körperlichen Mißbildung unter Leute zu kommen, bekam sie eine gehobene Einstiegsposition. Sie wurde dem ehrgeizigen Leiter eines Frauenprojektes als Assistentin zugeteilt. Zu ihrer Bestürzung hielt ihre Vorgängerin das Versprechen, sie in die Arbeit einzuführen, nicht ein und ließ sie statt dessen Botengänge erledigen.

Nachdem sie einem anderen Bereich zugeteilt worden war, entdeckte Fräulein Sitler, daß das Amt sich in einem chaotischen Zustand befand und daß alle Projekte immer wieder umgestoßen wurden. Fräulein Sitlers zunehmende Enttäuschung schlug langsam in intensiven Haß auf ihre Arbeit um. Sie wußte in ihrer Verzweiflung nicht mehr ein noch aus, und es fiel ihr immer schwerer, morgens aufzustehen. In dieser Zeit entwickelte sie ein freundschaftliches Verhältnis zu drei anderen klagenden Frauen. Alle vier Frauen haßten ihre Arbeit und begannen als Rache für ihre Enttäuschung, einen Plan für geheime Sabotageakte zu entwerfen. Alle blieben allerdings ehrgeizig genug, um ihr berufliches Fortkommen nicht zu gefährden. Sie zogen es daher vor, ihre »Streiche« – bei den gefährlicheren weigerte sich Fräulein Sitler mitzumachen – heimlich anzustellen, damit ihnen daraus kein Schaden entstehen konnte. Dieses Verhalten half den Frauen, in dem verhaßten Amt auszuharren, während sie nach einer neuen Arbeit suchten. Der Haß, den Fräulein Sitler dabei empfand, ermöglichte ihr eine Art zwangloses »Selbstbehauptungs«-Training gegenüber Autoritäten; eine Haltung, die sie zuvor wegen zu großer Schüchternheit nicht einmal im Traum einzunehmen gewagt hätte.

Frau Suderov haßte es, wenn während des Liebespiels ihr Busen berührt wurde. Was ihr Mann auch immer machte, nichts war ihr recht. Entweder war er zu sanft und sie fühlte nichts, oder er war zu grob und tat ihr weh. Das gute sinnlich-erotische Gefühl, das sie durchaus empfinden konnte, bevor er ihren Busen berührte, löste sich in Haß auf – Haß darauf, wie sich ihr Körper anfühlte, und Haß auf ihren Mann. Der Haß auf ihn führte dazu, daß sie ihn wegen seiner Ungeschicklichkeit verachtete. Auch haßte sie sich selbst, weil sie so unglaublich fordernd war, wohl wissend, daß sie nie zufrieden wäre, was immer er tun würde.
Daß die Berührung ihres Busens Haß auslöste, hatte damit zu tun, daß sie unmittelbar im Zusammenhang mit ihren Brüsten verletzende Erfahrungen gemacht hatte. Dazu kamen andere aversive Erfahrungen, bei denen ihre Brüste eine symbolische Rolle spielten.
Die direkte Erfahrung bestand darin, daß sie seit ihrer Pubertät von ihrem Vater, der ein exzentrischer und selbstbezogener wohlhabender Mann war, immer wieder dadurch gekränkt wurde, daß er nach ihrem sich gerade entwickelnden Busen grapschte, sie zwickte und sich noch über ihr abwehrendes »Vati, hör auf« lustig machte. Er quälte sie auf diese und ähnliche Art; in aller Öffentlichkeit verkündete er, sie gehöre ihm und er könne mit ihr machen, was immer er nur wollte.
Die indirekten Verbindungsfäden zu ihrem heutigen Haß setzten aber viel früher in der Kindheit an; sie wurzelten in der Schmach, die sie angesichts all der Benachteiligungen empfand, die sie nur deswegen zu spüren bekam, weil sie als ein Mädchen und nicht als Junge auf die Welt gekommen war. Indem sie nun später ihrem Mann das Gefühl vermittelte, ungeschickt und unfähig zu sein, konnte sie sich endlich unbewußt für die lange Liste der Verletzungen und Demütigungen rächen, die ihr als Kind zugefügt worden waren.
Hat sich der Haß im Motivationssystem organisiert, kann sein Schicksal sehr verschieden verlaufen. Im Laufe der Zeit kann er in dem Maße verblassen, wie sich die Umstände ändern: »Ich pflegte meine Vorgesetzte zu hassen, aber dann redeten wir miteinander und klarten die Angelegenheit. Jetzt stehe ich ihr sehr nahe.« Jeder kennt solchen Haß, manchmal sind die Auslöser problemlos

auszumachen, ein anderes Mal sind sie nur durch intensive ausführliche freie Assoziation erkennbar. Aber selbst »gewöhnlicher« Haß wird für eine Verbesserung relativ unzugänglich, wenn er sich auf bestimmte Gruppen bezieht.
So kann Haß zwischen Gruppen, wie z. B. zwischen Weißen und Schwarzen, Türken und Griechen, Juden und Arabern, zwischen Abtreibungsgegnern und Abtreibungsbefürwortern sehr lange anhalten, auch wenn gleichzeitig herzliche und wertschätzende Bindungen zu einzelnen Menschen der gehaßten Gruppe bestehen. Haß wird am ehesten bei jenen Individuen zu einer unerschütterlich beständigen Einstellung, bei denen aversive Motive vorherrschen und die durch die Gefahr des Verlusts an Selbstkohärenz, ausgelöst durch Beleidigung, Beschämung, Scham und Erniedrigung, besonders verletzbar sind.
Es kommt vor, daß Menschen sich ihrem Haß geradezu hingeben oder daß die gehaßte Person oder Situation sogar zu einer Quelle der Lebenskraft wird. Pao (1965, S. 260) schreibt:

»... zu hassen bedeutet, etwas fühlen, das viel besser ist, als sich ziellos, leer, amorph oder von Ängsten überschwemmt zu fühlen. Haß kann zu einem wesentlichen Element werden, aus dem wir ein Gefühl ableiten, mit uns selbst im reinen zu sein; ein Gefühl, von dem unsere ganze Identität abhängt. So ist es verständlich, was mir einmal ein paranoider junger Mann sagte: ›Ich will nicht hassen, aber ich muß es tun. Wenn ich nicht hasse, dann bin ich niemand. Ich will aber nicht niemand sein‹«.

Tante Lisbeth haßte auf diese Weise, Haß war ihre Identität; ihr Zorn und ihre Bosheit wurden zu Hauptanliegen ihres Lebens.
Menschen, die sich wie Tante Lisbeth, Hitler und Stalin völlig oder weitgehend dem Haß ergeben haben, sind eine Ausnahme, obgleich die Wirkungen ihrer Bosheit ihre zahlenmäßige Bedeutung weit übertreffen.
Kehren wir zum Schluß zurück zu der Frage, wie Haß als universeller Affektzustand und Beziehungsmodus vorkommt. Wenn Haß eine universelle Erfahrung darstellt, d. h., wenn Sie, wir alle und ich, gleichermaßen gehaßt werden und hassen, einen Menschen, eine Gruppe, eine Situation oder eine Sache, und wenn diese »Conditio humana«, wie ich behaupte, nicht das Produkt eines aggressiven Triebes ist, wie können wir dann ihre Ubiquität erklären?
Während aversiver Widerspruch und Rückzug ebenso wie die Af-

fektzustände Zorn und Angst zu den Reaktionsmustern jedes Kindes und jedes Erwachsenen gehören, habe ich dargelegt, daß Aversion und Haß nicht dasselbe sind. Das elementare Bedürfnis, aversiv zu reagieren, ist das Fundament eines eigenen Systems von Motiven. Haß ist nur eine von mehreren Erscheinungsformen dieses Systems; eine Erscheinungsform, deren Struktur zudem für die Psyche des kleinen Kindes viel zu komplex ist. Wenn Haß nicht der Abkömmling eines aggressiven Triebes ist oder nur ein schlichter Ausdruck von Aversion, genau so wie Zorn, Schreck oder Angst, an welche universelle Erfahrung ist der Haß dann gebunden?

Auf der Grundlage klinischer Beobachtungen (Wolf 1988) können wir feststellen, daß jeder Mensch immer wieder die Erfahrung macht, daß das Gefühl, in einer haltenden Umwelt zu leben und von anderen bestätigt und geachtet zu werden, empfindlich unterbrochen wird. Solche Brüche sind häufig nur flüchtig, so daß wir damit allein oder mit Hilfe anderer (u. U. eines Therapeuten) leicht fertig werden.

Wir machen aber alle zwangsläufig auch Erfahrungen, die wir als tatsächliche Bedrohung der fundamentalen Substanz unseres Selbst erleben: Beschämung, Scham, Erniedrigung, Schuld oder ein bestimmter Grad von Zorn können jeden Moment ein vorübergehendes oder andauerndes Gefühl totaler Hilflosigkeit auslösen, verbunden mit der absoluten Unmöglichkeit, uns selbst wehren zu können. »Narzißtische Wut« im Sinne von Kohut (1972) wird ausgelöst als Antwort auf das Bedürfnis, die kränkende Bedrohung (Person) vom Erdboden verschwinden zu lassen. Eine solche narzißtische Wut kann vorübergehen; trotzdem ist es möglich, daß sich danach Repräsentanzen bilden, in die das Selbst tief verstrickt ist, verbunden mit widerstreitenden rachsüchtigen Regungen gegenüber der Quelle der Kränkung. Die Ubiquität von Haß im menschlichen Leben erklärt sich durch die Allgegenwart von Erfahrungen, die die Substanz des Selbst bedrohen. Haß ist dabei ein Mittel zur Restitution des Selbst, und zwar in durchaus aktiver und zweckdienlicher Weise: ein Streitender verlangt nach Wiedergutmachung und festigt die eigene Position durch gerechten Zorn.

Übersetzung José Mederos Cruz, wesentlich überarbeitet von Peter Kutter.

Anmerkung

1 Zur Darstellung motivationaler Systeme und der Entwicklung des aversiven Systems siehe Lichtenberg (1989), insbes. Kap. 7.

Literatur

Balzac, H. (1846-47/1981), *Tante Lisbeth*, Zürich: Diogenes Verlag.

Beebe, B., und D. Stern (1977), »Engagement, disengagement and early object experiences«, in: Freedman, M., und S. Grand (Hg.), *Communicative structures and psychic structures*, 35-55, New York: Plenum Press.

Bower, T. G. R. (1971), »The object in the world of the infant«, in: *Scientific. Amer.* 225, 30-38.

Call, J. (1980), »Some prelinguistic aspects of language development«, in: *J. Amer. Psychoanal. Ass.* 28, 259-290.

Emde, R. (1981), »Changing models of infancy and the nature of early development«, in: *J. Amer. Psychoanal. Ass.* 29, 179-219.

Freud, A. (1936/1964), *Das Ich und die Abwehrmechanismen*, München: Kindler Taschenbücher.

Fraiberg, S. (1982), »Pathological defenses in infancy«, in: *Psychoanalytic Quarterly* 51, 612-635.

Gaensbauer, T. (1982), »The differentiation of discrete affects«, in: *Psychoanalytic Study of the Child* 37, 29-66.

Hartmann, H. (1955), »Bemerkungen zur Theorie der Sublimierung«, in: *Psyche* 10, 1965, 41-62.

Kohut, H. (1972), »Thoughts on narcissism and narcissistic rage«, in: *Psychoanalytic Study of the Child* 27, 360-400; deutsch: »Überlegungen zum Narzißmus und zur narzißtischen Wut«, in: ders., *Die Zukunft der Psychoanalyse*, Frankfurt: Suhrkamp 1975.

Lichtenberg, J. (1989), *Psychoanalysis and Motivation*, Hillsdale, New York: Analytic Press; deutschsprachige Ausgabe im Druck.

Marcovitz, E. (1973), »Aggression in human adaptation«, in: *Psychoanalytic Quarterly* 42, 226-233.

Pao, P.-N. (1965), »The role of hatred in the ego«, in: *Psychoanalytic Quarterly* 34, 257-264.

Papousek, H., und M. Papousek (1975), »Cognitive aspects of preverbal social interaction between human infant and adults«, in: *Parent-Infant-Interaction* (Ciba Foundation Symposium), New York: Associated Scientific Publishers.

Parens, H. (1979), *The Development of Aggression in Early Childhood*, New York: Aronson.

Shakespeare, W., *Wie es euch gefällt*, Aufzug II, siebente Szene, in: *Sämtliche Komödien*, Band I, 668 (Übersetzung von A. W. Schlegel und L. Tieck), Heidelberg: Verlag Lambert Schneider 1978.

Sroufe, A. (1982), »The organization of emotional development«, in: *Psychoanalytic Inquiry* 1, 575-600.

Stechler, G., und S. Kaplan (1989), »The development of the self: A psychoanalytic perspective«, in: *Psychoanalytic Study of the Child* 35, 85-106.

Wolf, E. (1988), *Treating the Self*, New York: Guilford Press (deutsche Ausgabe in Vorbereitung).

Paul H. Ornstein

Zur Bedeutung von Sexualität und Aggression für die Pathogenese psychischer Erkrankungen

Einführung

Sexualität und Aggression in ihren verschiedenen Ausformungen durchdringen so tief und gründlich unsere individuelle und soziale Existenz, daß ihre klinische und theoretische Bedeutsamkeit keiner weiteren Rechtfertigung zu bedürfen scheint. Geschichte, Religion, Kunst und Literatur dokumentieren ihren zentralen Stellenwert über alle Zeiten im menschlichen Alltagsleben. Wer könnte ihre grundlegende motivationale Rolle für das menschliche Verhalten anzweifeln? Es ist daher nicht verwunderlich, daß Psychoanalytiker aller Richtungen schon seit Freud die Allgegenwart dieser zwei komplexen menschlichen Bedürfnisse sowohl in Gesundheit als auch bei nahezu jeder Form von Psychopathologie beobachtet haben. Demgemäß gab es lange eine breite Übereinstimmung hinsichtlich der Tatsache, daß Sexualität und Aggression auf einer klinisch-empirischen Ebene unvermeidliche Aspekte von seelischer Gesundheit und Krankheit sind. Fragen und Kontroversen entstanden dann aber einerseits darüber, was der Ursprung, die Entwicklung und die Natur menschlicher Sexualität und Aggression sei, und andererseits bei der Einschätzung ihrer spezifischen Rolle und Funktion in der Pathogenese.
Was ist normale Sexualität und was ist normale Aggression? Wann wird das eine oder andere krankhaft, oder, präzisiert unter Bezug auf die Kontroversen über ihre Rolle in Entwicklung und Pathogenese:

- Wie entwickeln sie sich, und wie beeinflussen sie ihrerseits die Persönlichkeitsentwicklung?
- Wann sind abnorme Sexualität und Aggression primäre Ursachen für eine sich entfaltende Psychopathologie?
- Wann sind abnorme Sexualität und Aggression die Resultate einer sich entfaltenden Psychopathologie, die aber andere Gründe und Ursachen hat?
- Und weiterhin: Welcher Art sind die Beziehungen zwischen

normaler und abnormer Sexualität bzw. Aggression? Wie können wir sie phänomenologisch und dynamisch-strukturell unterscheiden?

Anstatt diese Fragen direkt zu beantworten, wende ich mich zunächst Kohuts Sichtweise von Sexualität und Aggression zu.

Kohuts Sichtweise von Sexualität und Aggression

Um in den umfassenden und bedeutenden Wandel einzuführen, der hinsichtlich der klinischen und theoretischen Auffassung von Sexualität und Aggression im Werk Kohuts aufgetreten ist, erscheint es mir nicht nur angemessen, sondern unumgänglich, mit einer klinischen Vignette zu beginnen. Wie könnten wir anders die Tatsache deutlich machen, daß Kohuts Ideen sich von einem unverkennbar klinischen Ansatz herleiten, der durch das fortlaufende empathische Eintauchen des Analytikers in die Übertragungserfahrungen seines Patienten charakterisiert ist. Es muß zu Beginn betont werden, daß wir Heinz Kohuts Selbstpsychologie weder annähernd begreifen noch angemessen würdigen können, wenn wir nicht berücksichtigen, daß die die Theorie fundierenden empirischen Daten durch die Methode ihrer Gewinnung (mittels Empathie, d. Ü.) bewußt einerseits von der Biologie und andererseits von der Soziologie abgegrenzt sind.

Vignette

Frau A., eine verwitwete berufstätige Frau Ende 30, war vor einigen Jahren wegen einer chronischen Depression, Apathie und der tiefsitzenden Unfähigkeit zu anhaltender und intensiver Freude und Lust im beruflichen und privaten Leben zur Analyse gekommen. Sie machte über viele Jahre ausgezeichnete Fortschritte, besonders im Kernbereich ihrer ursprünglichen Schwierigkeiten: Sie wünschte, sich in ihrem Körper als Frau besser fühlen zu können, und das konnte sie jetzt. Sie wollte fähig sein, ihr maskulines und jungenhaftes Image abzulegen und sich in femininen, attraktiven Kleidern wohlzufühlen. Später hatte sie den Wunsch, auf intensive körperliche Empfindungen und sexuelle Gefühle auf der Couch weniger ängstlich zu reagieren. All dies hatte sie bis zu einem gewissen Grad erreicht.

An einem Freitag kam Frau A. mit erheblicher Beklommenheit und Widerwillen, deren Ursache und Bedeutung ihr noch nicht klar waren, zur Analysestunde. Mit gedämpfter Stimme und kaum merkbarer Aufregung beschrieb sie ein Erlebnis vom Vormittag, bei dem sie eine ganze Weile neben einer agitierten, schwer depressiven Frau gesessen hatte. »Es war mir möglich, bei ihr zu sein«, sagte sie, »still und ohne ihr überflüssige und sinnlose Sachen zur Beruhigung zu sagen.« Dazu war sie bisher nie in der Lage gewesen. »Wissen Sie, was ich damit meine, einfach bei ihr zu sein?«, fügte sie mit neckendem Unterton hinzu. Wir verstanden dies beide unter Bezug auf die vielen Male in der Vergangenheit, wo sie mir mitgeteilt hatte, wie sehr sie mein »bei ihr sein« benötigte und zu schätzen wußte, und wo sie mich oft direkt aufgefordert hatte, eine Weile nichts zu sagen, sie sprechen zu lassen und einfach zuzuhören. Sie fuhr fort, daß sie vor der Analyse heute noch eine zweite Sache erledigt habe. Sie war zu einer Versammlung gegangen, wo sie sich in gelassener und ruhiger Weise emotional engagieren konnte. Sobald sie ihre Geschichte beendet hatte, fiel ihr eine Kindheitserinnerung ein. Sie wollte sich an ihre Mutter wenden und hatte einen unbestimmten Wunsch, war aber nicht fähig, sich an sie zu wenden und tatsächlich zu fragen. Sie fragte, ob ich mich daran erinnerte, daß sie mir in der Vergangenheit davon erzählt hätte. Ich bejahte das. Danach berichtete sie, daß es beängstigend und unangenehm gewesen sei, zu dieser Stunde zu kommen »mit demselben Gefühl vager Erwartung an Sie«. Sie war hin- und hergerissen, ob sie überhaupt zu ihrer Sitzung gehen sollte. Nun war mehr als eine Spur von Aufregung in Ihrer Stimme, aber auch etwas Furcht, und ich sagte: »Sie haben sich heute morgen über ihre Erlebnisse aufgeregt. Sie kamen dadurch, daß sie fähig waren, es mit dieser depressiven Frau auszuhalten, mit etwas in sich in Berührung. Sie haben das in dieser Weise nie zuvor erlebt. Es muß schwierig gewesen sein, mit dieser Erregung und auch mit ihrem Stolz über ihre Fähigkeit, sich gelassen und erfolgreich während der Versammlung einzubringen, alleinzusein.«

»Ja«, sagte sie unter Tränen, »ich fühlte mich so allein, leer und deprimiert.« »Sie wollten diese Entdeckung und Erregung teilen, so wie Sie es als Kind mit ihrer Mutter wollten, was aber nie gelang. Nun haben sie das hier eingebracht, widerwillig, voller Angst, und sie waren ängstlich gespannt und wollten sehen, wie

ich es annehmen würde.« »Nein, ich machte mir eher Sorgen darüber, wie ich mich fühlen würde, wenn ich Ihnen davon erzählte.« Ich stimmte ihrer Korrektur zu. Was sie als so aufregend empfand, war, daß sie etwas gemacht hatte, was ich sonst immer für sie getan hatte, und dabei noch erfolgreich war. Frau A. beschäftigte sich noch eine Weile mit den Erfahrungen dieses Vormittags einschließlich ihrer Erregung, darüber so frei und angeregt sprechen zu können, wie sie es letztendlich tat, und sagte: »Wo wir jetzt darüber gesprochen haben, bin ich noch aufgeregter, weil ich Ihre Aufmerksamkeit erlangt habe. Ich wußte, daß ich dies nicht mit jedem hätte teilen können. Niemand sonst hätte es verstanden.« Nach einer kurzen Pause sagte sie, daß in den letzten Minuten körperliche Empfindungen zu dieser Erregung dazugekommen seien, diffus am ganzen Körper. »Sind Sie sicher, daß es richtig ist, über all dies zu sprechen?«, fragte sie, wie schon zuvor bei vielen anderen Gelegenheiten. »Das sind sexuelle Gefühle – ich empfinde auch so beim Essen –, beides würde in dieser Erregung aus meiner Hand gleiten, in dieser Not, die Leere zu füllen und depressive Gefühle wegzuschieben.«
Frau A. verstand jetzt die Unangemessenheit ihrer Gefühle von Leere und Depression angesichts solch einer wünschenswerten Entwicklung: Sie wußte, daß sie Stolz empfinden sollte über ihre Kompetenz und über ihre empathischen Fähigkeiten, deren praktische Umsetzung sie herbeigesehnt hatte. Sie hätte froh sein können, daß sie fähig war, diese Erfahrungen, wenn auch gegen großen Widerstand, in die Analyse einbringen zu können und bewundernd wahrgenommen zu werden. Aber sie spürte gerade das Gegenteil. Jetzt dachte sie, daß die Leere und Depression, die sie in der Analysestunde überkamen, mit der Erinnerung zu tun hatten, als Kind niemals fähig gewesen zu sein, in Hinwendung zu ihrer Mutter solche Gefühle mit dieser zu teilen und frei zu zeigen. Das Schmerzliche der Erinnerung auf dem Weg zur analytischen Sitzung war, wie sie beim Nachdenken realisierte, daß sie auch in der Erinnerung unsicher war, was sie von ihrer Mutter gewollt hatte, so wie sie unsicher war, was sie im Vorgriff auf die Analysestunde von mir wollte.

Diese kurze Vignette führt in die analytische Situation schnell Empfindungen körperlicher Erregung ein, die sich in Form diffuser sexueller und oraler Empfindungen und Gefühle ausbreiten.

All das taucht in einem speziellen Kontext und einem ziemlich gut hergeleiteten Ablauf auf. Dabei wird ein Einblick in die Sexualität dieser Patientin eröffnet, aufgrund deren Doppeldeutigkeit jedoch noch nichts über ihre wahre Natur ausgesagt werden kann. Trotzdem erlaubt diese Episode eine entscheidende Erkenntnis, daß es nämlich immer nur das sexuelle Erleben mit seiner Bedeutung im Kontext ist, welches unserem Blick zur Verfügung steht. Daher sind wir als Analytiker auf der Suche nach einer Psychologie der Sexualität.

Um die Bedeutung dieser klinischen Vignette etwas ausführlicher zu klären, möchte ich an die Tatsache erinnern, daß unsere Nachforschungen durch das begrenzt sind, was wir mittels Empathie erfassen können und wodurch wir zu einem Verständnis der Natur der Selbstobjekt-Übertragungen kommen. Frau A.s Erfahrung in Form einer diffusen sexuellen Erregung könnte so in zwei Richtungen interpretiert werden:

1. als ein defensives Bemühen, ihre innere Leere und Depression, die sie fürchtete, zu überwinden, oder
2. als ein Entwicklungsschritt, wie vorläufig er zu diesem Zeitpunkt auch immer gewesen sein mag.

Im ersten Fall würden wir es mit einer pathologischen Struktur zu tun haben. Natürlich kann, wie die Patientin es selbst hinstellte, ihre sexuelle Erregung als Bemühen verstanden werden, mit ihrer Leere und Depression umzugehen, dann wäre es genauer, von einer »sexualisierten Erregung« zu sprechen. In diesem Fall müßte man Frau A.s Sexualität als Zerfallsprodukt ihres von Schwächung und Fragmentierung bedrohten Selbst ansehen. Ihre Erfahrung auf der Couch wäre dann als Ausdruck der Überstimulierung beim Erzählen ihrer Erlebnisse zu verstehen.

Sie könnte dadurch, daß sie sich dem Analytiker zuwenden konnte wie niemals der Mutter, durch sein Annehmen ihrer Erregung und ihres Stolzes beim Vorzeigen ihrer Erfolge überstimuliert worden sein. Im zweiten Fall würden die sexuellen Gefühle von Frau A. jedoch einen Fortschritt in der Analyse anzeigen. Ihr Erleben körperlicher Erregung könnte Teil neu entwickelter Funktionen eines zunehmend konsolidierten Selbst sein, wodurch ein verspäteter Entwicklungsschritt in ihrer Analyse angezeigt würde. Als Ergebnis könnte Frau A. sich sexuell sicherer fühlen oder wenigstens auf Überstimulierung mit flexibleren Grenzen reagieren als zuvor. Letztendlich war sie nicht übermäßig verlegen oder gehemmt und konnte ebenso über ihre Erfahrungen nachdenken wie darüber sprechen.

Allgemeiner ausgedrückt: Die Selbstobjekt-Übertragungen und ihre Durcharbeitung helfen uns zwischen zwei Arten sexuellen Erlebens zu unterscheiden:

1. Solche Erfahrungen, die der Stützung eines von Schwächung und Fragmentierung bedrohten Selbst oder zur Prävention einer weiteren und massiveren Fragmentierung dienen. Diese Art des Erlebens geht mit einem Gefühl von Zwang und Getriebensein einher.
2. Jene, die Wachstum und Ausdehnung eines starken, kohäsiven Selbst begleiten und zu seiner Bereicherung beitragen.

Zwischen diesen beiden Arten sexuellen Erlebens gibt es einen bedeutsamen qualitativen Unterschied: die eine erzeugt intensives Unbehagen, eine Bedrohung liegt in der Erregung, die dann schnell abgewehrt werden muß, während die andere eine genuine Freude ausdrückt, die das kohäsive Selbst bereichert. Am besten kann man das erstere vergleichen mit der Erfahrung von Scham und Befangenheit, von fleckenhaftem Erröten begleitet, und letzteres mit innerem Stolz, der mit einem diffusen Ausdruck unberührter, strahlender Wärme einhergeht.

Wir kehren noch einmal zu Frau A. zurück. Sie berichtete, wie und was genau sie gut erledigt hatte. Sie hatte jemandes Depression ausgehalten und fühlte sich im Hinblick auf einen anderen Aspekt ihrer Tätigkeit kompetent, wo sie bei einer Versammlung im Mittelpunkt der Aufmerksamkeit gestanden hatte. Trotz ihrer Furcht, ihre Freude über diese Aktivitäten zu zeigen, war sie in der Lage, diese Freude zu empfinden. Sobald diese Gefühle einmal vom Analytiker akzeptiert und damit bestätigt worden waren, war es, als ob sie eine neue Art körperlicher Erregung zugelassen hätte, eine Erregung, die ihr Gefühl von Kompetenz intensiver und tiefgehender werden ließ, anstatt sie zu bedrohen oder zu überschwemmen. Aber die Sexualisierung dieses Prozesses zeigt an, daß sie die durch die Antwortbereitschaft (responsiveness) des Analytikers auf ihre Erregung und seinen Stolz über ihre Fortschritte verursachte Überstimulierung noch nicht angemessen aushalten konnte. Sie erlebte den Analytiker als empfänglich für ihre Affekte, was die Mutter nie war. Als Folge spürte sie in dieser Sitzung ein ungewöhnliches Maß an Intimität mit dem Analytiker, was zu ihrem Gefühl, überstimuliert zu sein, beitrug.

Eine kurze Sequenz aus der nächsten Analysestunde (nach dem Wochenende) wird uns behilflich sein, die Unklarheit aufzulösen, die bei uns bezüglich der Natur von Frau A.s sexuellem Erleben auf der Couch zurückgeblieben ist. Am Montag dachte sie mit offensichtlicher Neugier und Verblüffung über die Freitagssitzung und das folgende ruhige und ganz produktive Wochenende nach. Sie sagte, sie habe mich nicht sehr vermißt. Es war, als sei ich in gewisser Weise noch nach der Sitzung bei ihr gewesen, aber nicht bewußt. Fast nachträglich und im Bemühen, dieses Wochenende von vielen anderen in der Vergangenheit zu unterscheiden, berichtete sie, daß sie sich an früheren Wochenenden häufig ruhelos, durcheinander, alleine und niedergeschlagen gefühlt und dann stundenlang gleichzeitig gegessen, gelesen und ferngesehen hatte. Und wenn sie das nicht beruhigen konnte, mußte sie masturbieren, bekam einen Orgasmus, dann wurde sie ruhiger und schlief ein. Dies waren nun seltene Vorkommnisse.
Die Angaben der zweiten Analysestunde nach dem Wochenende zeigen die allseits günstigen Veränderungen in Frau A.s allgemeinem Vermögen zur Spannungsregulation, was ihr sexuelles Erleben einschließt. Von Tag zu Tag und Woche zu Woche hatte sie langsam und fast unbemerkt psychische Strukturen erworben mit der Folge eines besseren inneren Halts und weniger Einschränkungen. Sie konnte mehr erleben ohne die Gefahr von Überstimulierung oder Fragmentierung. Der entscheidende Wandel lag dabei nicht in der Sexualität selbst, sondern in ihrer reiferen Fähigkeit, Sexualität zu nutzen und zu erleben; d. h. der Wandel lag in der erworbenen Kohäsion des Selbst. Diese Episode der Analyse und ihre kursorische Erklärung hat uns mit bestimmten für unser Thema relevanten klinischen und theoretischen Fragen konfrontiert; wir werden uns jetzt ihrer mehr allgemeinen und theoretischen Bedeutung in Heinz Kohuts Werk zuwenden.
Kohuts erster bedeutender Beitrag zur psychoanalytischen Triebtheorie, also zum Thema Sexualität und Aggression blieb ziemlich unbeachtet. Tatsächlich muß die psychoanalytische Gemeinschaft sich diesen Beitrag erst noch zu eigen machen. Ich beziehe mich auf seine heute allgemein bekannte Aussage, daß wir als Psychoanalytiker über Triebe nur als Erfahrungen von Getriebensein sprechen können. Mittels Empathie sind wir nicht in der Lage, etwas über ihre bereits bekannten oder angenommenen biologischen Grundlagen zu lernen. Das wesentlichste Element dieser

Triebe, was auch immer ihr Ursprung und ihre Natur sei, ist in Kohuts Sichtweise, daß sie »vom Beginn des psychischen Lebens an ... schon in größere Erfahrungskonfigurationen eingebettet sind« (Kohut 1978, S. 790). Diese größeren und komplexeren Konfigurationen, in die die Triebe als konstituierende Bestandteile oder Bausteine eingebettet sind, sind die primären Einheiten des Erlebens. Sie müssen in ihrer Gesamtheit durch den empathischen Beobachtungsmodus des Analytikers erfaßt werden. Sind diese größeren Konfigurationen von schwacher Struktur oder lösen sich angesichts traumatischer Erfahrungen auf, dann erleben wir das Auftauchen eines intensiveren Getriebenseins als Zerfallsprodukt des Selbst.

Was wir mit Zerfallsprodukt meinen – ein Ausdruck, an dem viele Anstoß nehmen, weil er »die Triebe ignoriert« –, ist dem gut bekannten Wortsalat schizophrener Patienten, dem Paradebeispiel des völligen Zusammenbruchs eines kohärenten und logischen Denkprozesses ähnlich. Kohuts Phantasien wachrufende Analogie zu einem organischen Molekül und seinen anorganischen Zerfallsprodukten kennzeichnet in passender Weise, wie die Folgen einer solchen Fragmentierung erlebt werden. Wenn wir bestimmte Formen von Sexualität und Aggression als Zerfallsprodukte des Selbst bezeichnen, zeigen wir auch, daß wir das Selbst gegenüber den Trieben in eine übergeordnete Position heben. Die Bausteine des Selbst, wie normale Sexualität und Aggression zum Zwecke der Selbstbehauptung, bekommen ihren spezifischen pathologischen Ausdruck dann, wenn das Selbst in seinem Zusammenhalt geschwächt ist oder zu zerfallen droht. Wenn die Selbststruktur intakt ist, finden die Triebe ihre normalen Ausdrucksmöglichkeiten.

Unser primärer Fokus auf die Gesamtstruktur führt scheinbar zum »Ignorieren« der Triebe, sofern dies in einer wissenschaftlichen Diskussion angemessen ausgedrückt ist. In gleicher Weise hat die Betonung der Reaktion des Ichs auf Sexualität und Aggression (unter Einwirkung des Über-Ichs) die Vormachtstellung der Triebe im Paradigma der Es-Psychologie »ignoriert«. Im Paradigma der Ich-Psychologie schienen die Reaktionen des Ichs eine größere Bedeutung in der Pathogenese erlangt zu haben. Es wurde die Behauptung aufgestellt, daß es nicht so sehr die Triebe selbst seien, welche zur Entwicklung manifester Neurosen beitrügen, sondern die mit Toleranz oder Intoleranz einhergehende Reaktion des Ichs, also eine Schwäche in dessen Abwehrstrukturen. Daß diese Veränderung nicht so aufrüttelnd war, obwohl einige zeitgenössische Beobachter es so erlebten, hatte mit der Tatsache zu tun, daß das damals neue Paradigma der Ich-Psychologie nicht sofort eine radikale Revision der zugrundeliegenden Triebtheorie, Libidotheorie und Theorie der infantilen Sexualität notwendig zu machen schien. Aber das war, wie wir jetzt wissen, nur eine vorübergehende Ruhepause, da Freud seinen Fokus erneut änderte (er blieb in dem neu etablierten Paradigma oder komplettierte es einfach), und zwar dergestalt, daß er die Natur und Intensität der Angst als letzte Ursache für die Symptomentstehung ansah (Freud 1926).

Vielleicht sollte hier betont werden, daß Kohut zu all seinen innovativen Formulierungen in jedem Gebiet der Psychoanalyse durch die systematische Anwendung der empathischen Beobachtungsweise gelangt ist. Von diesem Standpunkt aus, der die Sichtweise aus der Selbsterfahrung des Patienten und die bipolare Selbststruktur als übergeordnet einbezieht, können Sexualität und Aggression sehr unterschiedliche psychische Ausformungen erfahren, und sie können auch zu unterschiedlich erlebten Rollen und Funktionen sowohl bei der Neurosengenese als auch im Hinblick auf die sichtbare Symptommanifestation führen. Ergänzend zu den oben konstatierten fundamentalen Annahmen, daß nämlich Triebe für uns Erfahrungen des Getriebenseins darstellen und daß sie von Anfang an in die psychologischen Strukturen des bipolaren Selbst eingebunden sind, ist die Erkenntnis hinzuzufügen, daß unsere theoretische Sprache richtigerweise die primäre pathogenetische Bedeutung von Sexualität und Aggression herabmindert, wenn sie die ganze Erfahrung fokussiert. Der Akzent liegt hier auf den Konzepten »primär« und »ganze Erfahrung«.

Um unseren systematischen Überblick über Kohuts Beiträge zur pathogenetischen Rolle von Sexualität und Aggression fortzusetzen, wenden wir uns nun den archaischen Selbstobjektübertragungen und ihren späteren Ausformungen, den ödipalen Selbstobjektübertragungen, zu. Kohut hat uns mit klinischer Evidenz in seinen sorgfältigen und umfassenden Darstellungen gezeigt, wie in den archaischen Selbstobjektübertragungen und bei deren Durcharbeiten die basalen, nicht triebbezogenen, bis dahin abgewehrten Spiegelungs- und Idealisierungswünsche und die daraus folgenden Defizite in der Selbststruktur wiederbelebt werden und eine grundlegende Rolle in der Ätiologie und Pathogenese der Symptomatik spielen. Zugleich wurde mehr als deutlich, daß der traditionell postulierte Primat der Triebe und die dagegen gerichtete Abwehr des Ichs bei diesen Übertragungen eine Fehlannahme darstellt. Hiermit lag nun eine bedeutsame und unbestreitbare klinische Widerlegung der ubiquitären Zentralität der Triebe und damit auch des Ödipuskomplexes als primäre pathogenetische Wirkstrukturen vor.

Es war kennzeichnend für Kohuts sorgfältigen empirischen Ansatz, daß er nicht sofort generelle Validität für die Idee reklamierte, daß Bedürfnisse, Wünsche, Phantasien und Forderungen auf anderes als auf zwei Grundtriebe zurückzuführen seien, und damit in grundlegender Weise unsere Ideen über menschliche Motivationsstrukturen veränderte. Diejenigen unter uns, die diese weitgehende Konsequenz in dem Buch *Narzißmus* (Kohut 1973) erkannten und schon in diesen ersten Beiträgen die beginnende Entwicklung eines neuen Paradigmas sahen (z. B. Basch und Gedo 1973, Ornstein 1974, 1978), waren beeindruckt von verschiedenen Abschnitten dieser Arbeit, die gegenwärtig für unser Thema von Bedeutung sind. Wir sollten nun einige davon untersuchen.

Erst als Kohut in der Lage war, in *Die Heilung des Selbst* (1979) seinen Ansatz auf die ödipalen Selbstobjektübertragungen auszudehnen, führte er umfassendere, fundamentale Änderungen hinsichtlich der basalen motivationalen Strukturen in der normalen und krankhaften Entwicklung ein. Seine Rekonstruktion der basalen Bedürfnisse des Säuglings und Kleinkinds in Relation zu den beiden Polen des bipolaren Selbst veränderte drastisch die traditionelle Sichtweise der psychosexuellen Entwicklung. Infantile Sexualität und die Folgereaktionen des Ichs schienen nicht mehr primäre, in Gesundheit oder Krankheit überall wirksame motivationale Faktoren zu sein. Die Betonung liegt wieder auf dem Wort *primär*. Das passende, alles übergreifende Konzept ist nun einfach die Selbst- oder Persönlichkeitsentwicklung, worin die Entwicklung der menschlichen Sexualität und Aggression in ihrer Beziehung zu den primären Strukturen des Selbst erkannt werden kann.

Erst als Kohut sich mit den Psychoneurosen beschäftigte, konnte er eine umfassendere motivationale Theorie anbieten, in die seine Vorstellungen von der normalen und pathologischen Sexualität und Aggression eingebettet sind. Das basale Motiv – basierend auf der angeborenen Kapazität des Kleinkindes, aus seiner Selbstobjekt-Umwelt hervorzulocken, was es für sein emotionales Überleben und Wachstum braucht – ist »motiviert«, die Kohäsion eines nuklearen Selbst zu erzielen, in das ein basaler Lebensplan oder ein basales Lebensprogramm eingebaut ist. Wenn eine ausreichend stabile Kohäsion erreicht werden konnte, besteht von da an der zentrale motivierende Faktor in der Bemühung, dieses intrinsische Programm verfügbar zu halten für Ambitionen in Abstimmung mit den internalisierten Werten. Diese Fähigkeiten werden ein Teil des Kern-Selbst, wenn sie von seinem Selbstobjekt bestätigt worden sind. Die erfolgreiche Durchführung dieses Programms entscheidet über Gesundheit und Krankheit. Die Schicksale von Sexualität und Aggression müssen unter dem Aspekt verstanden werden, ob sie für dieses Programm der Selbstentwicklung einen Beitrag leisten, sich darin einfügen und es bereichern oder ob sie es stören und dadurch die Entwicklung des basalen Entwurfs eines nuklearen Selbst behindern. Nachdem Kohut das klinische Setting von Selbstobjektübertragungen mit verschiedenen Details von motivierenden Faktoren für ihre Mobilisation und ihr Durcharbeiten beschrieben hatte, war er auch in der Lage, viele Einzelheiten normaler und pathologischer Entwicklung zu beschreiben – in der traditionellen Weise, d. h. auf der Basis von Rekonstruktionen aus der Übertragung. Er war sich vollkommen im klaren über die Notwendigkeit, sie im klinischen Setting und auch unabhängig davon bei der Beobachtung von Mutter-Kind-Paaren außerhalb der klinischen Situation kontinuierlich zu überprüfen.

Bekanntlich vervollständigte Freud seine Theorie der Sexualität und Aggression, indem er den Ödipuskomplex an den Höhe- und Endpunkt der kindlichen Sexualität setzte. Kohut fand in seinen klinischen Beobachtungen seine eigene Sichtweise des Ödipuskomplexes bestätigt und ebenso seine Vorstellung über die zentrale Bedeutung von spiegelnden und idealisierenden Bedürfnissen für jede normale Entwicklung sowie ihre unzuverlässige und unzureichende Verfügbarkeit bei allen Formen von Psychopathologie. Das Bedürfnis nach Spiegelung und Idealisierung des ödipalen Kindes im Dienste einer Festigung der Entwicklung zu geschlechtsspezifischen Funktionen bei Mädchen und Jungen schien ihm eine Fortsetzung derselben Bedürfnisse aus früheren Lebensperioden zu sein. Damals war Gratifikation notwendig für die

Festigung der nuklearen der Selbstbehauptung dienenden Ambitionen ebenso wie für die internalisierten nuklearen Werte und Ideale. Diese vorhergehende Festigung schien wirklich die unabdingbare Voraussetzung zu sein, um einen eigenen Gebrauch von den geschlechtsspezifischen und phasenspezifisch wachsenden Bedürfnissen nach Spiegelung und idealisierbaren Elternimagines zu machen. Dadurch wird die Sexualität und auch die Kapazität zur Selbstbehauptung innerhalb des bipolaren Selbst frei verfügbar.

Kohuts Folgerung, daß ödipale Erfahrungen fundamental und a priori lustvoll, d. h. eben nicht pathogenetisch sind und daß der pathologische Ödipuskomplex schon eine sekundäre Formation darstellt, war sowohl das empirische als auch das logische Korrelat von dem, was er in der archaischen und ödipalen Selbstobjektübertragung entdeckt hatte. Mit anderen Worten, die Entdeckung der primären psychologischen Entwicklungsbestandteile und der vorrangigen Rolle eines Defizits in diesem Bereich bei der Pathogenese ersetzte die polymorph-perverse infantile Sexualität (oder inzestuöse ödipale Sexualität) und Aggression als die wesentlichen Neurosen auslösenden Faktoren. Die möglichen angeborenen, biologischen Faktoren, die zur Neurosenentwicklung beitragen können, wurden von Kohut nie heruntergespielt, aber er wußte, daß er mit der psychoanalytischen Methode ihre spezifische Natur nicht identifizieren und ihren genauen Anteil an der Entwicklung nicht klären konnte. Ebenso wie angeborene Fertigkeiten und Talente – für die auch biologische »Anlagen« (deutsch im Original, d. Ü.) angenommen werden, selbst wenn man diese nicht genau kennt – kann normale Sexualität für Ziele mobilisiert werden, die in Abstimmung mit den internalisierten Werten und Idealen der Selbstbehauptung dienen. So tritt die Mobilisierung normaler Sexualität auf Geheiß eines gesunden, kohäsiven, bipolaren Selbst auf. Die gleiche Aussage kann in bezug auf pathologische Manifestationen der Sexualität getroffen werden; diese werden auf Geheiß einer unzulänglichen oder in einem oder beiden Polen fragmentierten Selbststruktur mobilisiert.

Sexualität als wesentlicher Teil menschlichen Daseins wird in ihrer Bedeutung weder abgewertet noch verleugnet – wie oft behauptet wird –, sondern ihr wird in der Selbstpsychologie erst ein eigener Platz und die gebührende Bedeutung eingeräumt. In dem wir die gesunde Sexualität nicht mit ihren Zerfallsprodukten verwechseln, wie das geschieht, wenn wir ihre Vorläufer als polymorph-pervers bezeichnen, dann öffnet sich uns mit Kohut eine direktere Sicht auf die psychologische Landschaft von Sexualität in Gesundheit und Krankheit, als wenn wir sie von der Biologie aus betrachten. In der biologischen Betrachtung war unsere Sexualität Teil unserer animalischen Natur, die gezähmt, unterworfen und neutralisiert werden muß, und nicht etwas, das sich *ab ovo* entwickelt, das immer besser in das gesamte Gefüge des Selbst integriert werden kann und dadurch seine Funktion optimiert. Das gilt auch für die Psychologie und Psychopathologie der Aggression. Wenn wir die Manifestationen von Wut und Destruktivität (die Zerfallsprodukte der Aggression) nicht mit gesunder Aggression (Selbstbehauptung) verwechseln, dann können wir auch die Bedeutung der Aggression in Hinsicht auf Gesundheit und Krankheit neu bewerten.

Diese letzte Feststellung erfordert noch eine genauere Ausführung. Was genau ist die von Kohut neu eröffnete, unmittelbare Sicht der Psychologie sowohl gesunder als auch pathologischer Sexualität und sowohl gesunder als auch pathologischer Aggression? Wie wir in unserer Literaturübersicht zeigen konnten, spielten die Konzepte der »Sexualisierung« und »Aggressivierung« in der Psychoanalyse von Anfang an eine hervorragende Rolle.[1] Auch im Werk Kohuts wird diesen Konzepten ebenso wie deren progressiver Neutralisierung große Bedeutung zugemessen. Allerdings war schon in den früheren Arbeiten sein Gebrauch dieser Konzepte metaphorisch und nicht konkret-biologisch. Er akzeptierte die Standardsprache der Metapsychologie und benutzte sie, um seine empathisch gewonnenen psychologischen Einsichten auszudrücken.

Im Kontext archaischer Selbstobjektübertragungen hat Kohut wiederholt die Sexualisierung verschiedener regressiver Selbststrukturen beobachtet: sowohl innerhalb des grandiosen Selbst als auch innerhalb der idealisierten Elternimago. Kohut hat das anhand vieler klinischer Beispiele gezeigt.[2]

Auf den Punkt gebracht ist es das, was Kohut in Verbindung mit dem Phänomen der Sexualisierung als Widerspiegelung von Pseudovitalität herausfand: »Dahinter liegen niedrige Selbstachtung und Depressionen ... ein tiefes Gefühl von Wertlosigkeit wegen Vernachlässigung und Zurückweisung, ein unablässiger Hunger nach einer Antwort, ein Sehnen nach Rückversicherung ... ein

Versuch des Gegenagierens gegen ein Gefühl innerer Leblosigkeit und Depression ... durch Selbststimulation und durch erotische und grandiose Phantasien ...«

Da die basalen neutralisierenden oder spannungsregulierenden psychischen Strukturen während der frühen Spiegelung und besonders während der frühen Idealisierungen mittels umwandelnder Verinnerlichung erworben werden, führen Defekte in diesen Strukturen zu einem generellen Strukturdefizit, dessen funktionelles Korrelat die sexualisierte Beziehung zu Selbstobjekten darstellt. Wenn sie in der Übertragung auftreten, ergibt sich die Gelegenheit, die mit ihr korrelierten strukturellen Defizite zu untersuchen. Gerade in diesem klinischen Kontext können wir die Art und Weise beobachten, wie Strukturzuwachs im Laufe des analytischen Prozesses auftritt. Wir können beschreiben, wie wir zwischen Sexualisierung als Zerfallsprodukt der Sexualität und gesunder Sexualität unterscheiden können, die im Zusammenhang mit Selbstbehauptung steht, d.h. dem Erwerb gesunder, lustsuchender und lustgebender Sexualität und unbeschwerter Selbstbehauptung.

Wenn die Entwicklungsphasen früher Spiegelung und Idealisierung glücklich durchlaufen wurden und das Kind die ödipale Phase mit einem leidlich kohäsiven Selbst erreicht, dann entscheidet die Verfügbarkeit oder relative Nichtverfügbarkeit ödipaler Spiegelung oder idealisierbarer Imagines darüber, wie frei verfügbar oder inzestuös belastet die Sexualität sein wird. Aber auch hier sind die mit gehemmter oder anderweitig verzerrter sexueller Reaktion verbundenen Konflikte sekundär zur strukturellen Schwäche, die pathogenetisch die Hauptursache darstellt.

Die entscheidenden technischen Implikationen dieser klinisch-theoretischen Neuerungen würden – in Ergänzung zu früheren, vereinzelten Bemerkungen – eigentlich einen umfassenderen Überblick und Erläuterungen zusammen mit klinischen Darstellungen erfordern. Aus Platzgründen konnte nur die klinische Vignette am Anfang und seine kurze Erklärung in diesem Kontext aufgenommen werden. Ich will dennoch einige ergänzende Bemerkungen hinzufügen, die einen Kontrast zu den Annahmen eines triebtheoretisch orientierten Ansatzes darstellen. Damit sollen frühere Bemerkungen dahingehend erweitert werden, daß Freuds letzte Triebtheorie einen langen Schatten auf die klinische Praxis geworfen hat, auch wenn die meisten Analytiker behaup-

ten, nur einer drastisch modifizierten Version dieser Triebtheorie anzuhängen (siehe besonders Brenner 1982).
Der Primat der Triebe (auch wenn es sich um abgemilderte oder veränderte Konzeptualisierungen Freudscher Triebtheorien handelt) verlangt, daß das Hauptaugenmerk eher auf Trieb-Abwehr-Konstellationen zu legen ist als auf die ihnen zugrundeliegenden strukturellen Defizite im bipolaren Selbst. Der mit all diesen Ansätzen verbundene technische Standpunkt unterscheidet sich deutlich von demjenigen, der von Kohut entwickelt wurde (siehe Gill 1985). Erstens ist die klinische Atmosphäre ganz anders, wenn sich die Aufmerksamkeit des Analytikers auf die wiederbelebten, nicht annehmbaren inzestuösen Wünsche, die schon in der Kindheit verboten waren, richtet. Diese Wünsche müssen in der Übertragung als unzeitgemäß angesehen werden. So enthalten selbst die taktvollsten und am wenigsten ablehnenden Interpretationen einen Unterton von Mißbilligung. Wenn im Gegensatz dazu die in Säuglingsalter und Kindheit vereitelten Wünsche und Bedürfnisse fokussiert werden – in der Kindheit hätten diese Bedürfnisse phasengemäß erfüllt werden sollen –, dann kann ihre Wiederbelebung begrüßt und in der deutenden Antwort des Analytikers als legitim angenommen werden. Sind Strukturbildung und Wiederherstellung des empathischen Kontaktes mit einem Selbstobjekt der Kern des Heilungsprozesses – wie Kohut behauptete –, dann verhindern Trieb-Abwehr-Deutungen häufig das Gefühl, verstanden zu werden. Dadurch wird eine hilfreiche Stütze für nachfolgende umwandelnde Verinnerlichungen zunichte gemacht.
Die essentiellen Aussagen in Kohuts Werk kann man folgendermaßen zusammenfassen: (Der Unterschied zu früheren Beiträgen ist hier ganz auffallend, und er sollte kurz erläutert werden.) Die übergeordnete Stellung des bipolaren Selbst lenkt unser primäres Interesse auf den Zustand des Selbst, einerseits auf seine strukturellen und funktionellen Schwächen, seine Mängel, seine defensiven und kompensatorischen Strukturen und andererseits auf seine Kohärenz, Kraft und Vitalität. Die ubiquitäre Sexualisierung jedes leichteren oder schwereren Defektes in der Selbst-Selbstobjekt-Einheit und die Schicksale dieser Sexualisierungen im Verlauf der Analyse sind in der Tat unser Fenster zur menschlichen Sexualität in Gesundheit und Krankheit. Genauso ist unter den gleichen Umständen Aggressivierung unser Fenster zu destruktiver menschlicher Aggression.

Die Zerfallsprodukte des Selbst sollten von gesunder Sexualität und Aggression unterschieden werden, die unverkennbar Ausdruck eines strukturell und funktionell intakten Selbst sind. Das Prinzip der Fokussierung auf den Selbstzustand und die Schicksale seiner Fragmentierung und Kohäsion bestimmen die Empfänglichkeit des Analytikers in der Übertragung.

Abschließende Bemerkungen

An anderer Stelle habe ich bereits auf Kritiken geantwortet (Ornstein 1983), die behaupteten, daß die Selbstpsychologie Sexualität und Aggression vernachlässige oder zu wenig betone, oder noch schlimmer, daß sie nicht ertragen könne, das ursprüngliche Es (raw id) in irgendeiner seiner Manifestationen wahrzunehmen, und damit fortführe, die Psychoanalyse keimfrei zu machen. Kohut selbst ist auf diese Frage eingegangen: »Handelt es sich nicht um eine Fluchtbewegung, einen feigen Versuch, die Analyse zu säubern, die menschliche Triebnatur zu verleugnen, zu verleugnen, daß der Mensch ein schlecht und unvollständig zivilisiertes Tier ist?« (Kohut 1977). Nachdem wir die Literatur durchgesehen und Kohuts eigene Beiträge überprüft haben, können wir nun zum Ausgleich folgendes antworten: Ja, vom Standpunkt der meisten – aber bei weitem nicht allen! – früheren Theorien gestehen wir in der Tat Sexualität und Aggression in der Pathogenese keine *primäre* Rolle zu. Aber wir vernachlässigen oder schmälern bestimmt nicht ihre enorme Bedeutung und Kraft im menschlichen Erleben. Die ubiquitäre Präsenz von Sexualität und Aggression als Teil der manifesten Psychopathologie zu übersehen, ist völlig unmöglich. Es ist genauso unmöglich, ihr ubiquitäres Vorhandensein als Ausdruck von Gesundheit, Kraft und Vitalität zu übersehen, ebenso wie ihre Fähigkeit, Lust durch Erlebnisse stärkster Erregung (peak-experiences) zu erzeugen. Darüber hinaus stellt der menschliche Sexualapparat unter normalen und besonders unter krankhaften Umständen eine Befriedigungsmöglichkeit für eine Anzahl anderer Bedürfnisse und Wünsche dar. Die Schwierigkeit, das Normale vom Krankhaften zu unterscheiden, bleibt ein Problem, aber die Betrachtung der strukturellen Mängel oder strukturellen Vollkommenheit des ganzen Selbst und seiner Funktionen ist immer noch unsere bestmögliche Leitlinie. Zudem kann gerade durch aufmerksames Zuhören subjektiv unterschieden werden zwischen der Erfahrung von Getriebenheit und der Erfahrung von Lust sowie dem Gefühl von Ausgefülltsein und Freude. Gegenwärtige soziokulturelle und politische Haltungen beeinflussen unsere Wahrnehmungen von Gesundheit und Krankheit – Kohut hat das klar gesehen. Aber er hat auch behauptet – in demselben Sinne wie C. Daly King –, daß »das Normale als das definiert werden muß, was entsprechend seinem (strukturellen) Entwurf funktioniert«. Diese Aussage lindert unser immer vorhandenes kulturelles Vorurteil, wenn wir beurteilen, was normal ist und was nicht.

Aber was ist mit der Behauptung, daß die Selbstpsychologie Sexualität und Aggression nicht nur mißachtet und herabwürdigt, sondern auch in einem feigen und rückschrittlichen Akt versucht, die Psychoanalyse zu säubern, die wahre Triebnatur des Menschen zu verleugnen, seine unausweichliche Biologie und seine Bestimmung als mangelhaft zivilisiertes Tier? Dieser spezielle Vorwurf ist vielleicht – und ich versuche, die mildeste Charakterisierung zu finden – der lächerlichste Unsinn.

Diese Frage würde keine spezielle Antwort verdienen, ginge es nicht darum, daß wir selbst nach einer Antwort gesucht haben auf die berechtigten und wiederholten Belange, die den Kern der Frage betreffen: Spielen wir nicht tatsächlich die offensichtliche Kraft dieser Gefühle herunter, die Dichter, Schriftsteller und Dramatiker seit dem Beginn der Geschichtsschreibung dargestellt haben? Offensichtlich zeigen intuitives Wissen und Globalgefühl auf diese Weise – als Überzeugung auf der Basis persönlicher und klinischer Erfahrung –, daß Sexualität und Aggression qualitativ einzigartige Gefühle sind. Diese Sichtweise hat eine lange, tiefe Wurzel in unserem abendländischen Denken. Wir müssen diese Fragen und Belange nur kurz durchgehen, um zu wissen, welche kulturell oder persönlich gefärbten Überzeugungen unseren wissenschaftlichen Einstellungen Nahrung und Richtung geben. Häufig spüren wir, daß Sexualität und Aggression höher eingeschätzt werden und ihnen eine andere Qualität beigemessen wird als anderen menschlichen Handlungsmotiven. Sexualität scheint eine immense richtunggebende Kraft oder motivationale Stärke zu besitzen. Wenn wir ihre gesunde Version einfach »lustsuchend« oder ihre pathologische Version ein »Zerfallsprodukt« nennen, drücken wir uns entweder zu mild oder zu flach aus, um ihre Intensität und ihre mannigfaltig verschränkten Formen zu beschreiben. Darüber hinaus fragen wir uns manchmal, ob innere Spannungsregulation durch sensuelle Erfahrungen und die Antwort unserer Kultur darauf diesen »Leidenschaften« nicht eine besondere Bedeutung gegenüber allen anderen »Leidenschaften« einräumen. Werden sie nicht schließlich generell als das »Primum movens« aller Dinge angesehen – das bedeutet, sind sie nicht die letzten und stärksten Motivatoren menschlicher Aktivitäten, von den wertvollsten bis zu den verwerflichsten? Führt nicht die Behandlung dieser pathologischen Formen als Zerfallsprodukte dazu, daß man ihnen viel weniger zutraut, als ihre volle Gewalt, Komplexität und ihr Stellenwert in menschlichen Angelegenheiten erfordern würde? Versäumen wir nicht, über sie Rechenschaft abzulegen, und geht uns nicht wirklich etwas von ihrer Eigenart verloren, wenn wir sie als Zerfallsprodukte bezeichnen? Und geben wir damit nicht auch unseren Kritikern neuen Zündstoff? Selbst wenn wir zwischen primären und sekundären Phänomenen unterscheiden, sagen wir im Grunde nur, daß Sexualität und Aggression, die wir als sekundär bezeichnen, nur die Störphänomene der primären Phänomene darstellen. Es klingt dann so, als ob Sexualität und Aggression einfach »Störphänomene« seien – aber sie sind offensichtlich mehr als das –, und so geht die Herausforderung weiter. Diejenigen etwa, die diese zweifelnden Fragen stellen, nehmen an, daß die Selbstpsychologie bisher die einzigartige Qualität von normaler oder pathologischer Sexualität und Aggression nicht erfaßt hat. Dieselben Kritiker bestehen gewöhnlich darauf, daß sexuelle und aggressive Phänomene qualitativ herausragen, sogar wenn sie in die Gesamtpersönlichkeit integriert sind und ihre besondere Intensität und Eigenart sie als pathologische Zerfallsprodukte charakterisiert. Wie können wir vom Standpunkt unserer Theorie auf einige dieser Bemerkungen antworten?

Ich habe diese Fragen im einzelnen aufgeführt, weil sie weitere klinisch dokumentierte Antworten erfordern. Ich muß mich hier kurz fassen. Wir sollten normative und pathologische Formen von Sexualität und Aggression nicht vermischen. Die normalen menschlichen Leidenschaften gehören nicht in die Rubrik der Pathogenese, sie verursachen keine Krankheiten aus sich selbst heraus. Natürlich – und Kohut war unmißverständlich klar in diesem

Punkt – sind normale Sexualität und Aggression nicht »bloße Störphänomene«. Zerfallsprodukte beziehen sich auf bestimmte psychologische Bedingungen, in welchen wir nur die krankhaften Formen, die gestörten Formen von Sexualität und Aggression im Blick haben. Wir sind so daran gewöhnt, archaische Sexualität und Aggression mit ihren angenommenen normalen Äquivalenten in einer Kontinuität zu sehen, wie Freud es vorgeschlagen hat, daß wir üblicherweise nicht zwischen dem Normalen und dem Pathologischen unterscheiden – wie es eigentlich der Fall sein sollte. Wenn wir dennoch von Zerfallsprodukten sprechen, bedeutet das nicht eine Unterschätzung oder Verleugnung der Kraft menschlicher Leidenschaften, sondern es geht um die Frage, welche Elemente der Pathogenese und Psychopathologie am Werke sind, die zum Auftreten dieser Zerfallsprodukte führen. So kann erwachsene Sexualität sekundär in neurotische Störungen hineingezogen werden. Freuds eigener Grundsatz war, daß das Eindringen von Erinnerungen an kindliche sexuelle Erfahrungen oder Phantasien in das Ich im erwachsenen Leben zur offenen Psychopathologie führt. Von dieser basalen Annahme einer sekundären Beteiligung her sind Sexualität und Aggression häufig zusammen mit anderen kausalen Faktoren an der Entstehung der manifesten Psychopathologie mitbeteiligt.
Viele Fragen wurden aufgeworfen, die in dieser vorläufigen Studie unbeantwortet blieben oder nur teilweise beantwortet wurden. Eine Frage fehlt eklatant: Wie beziehen sich Liebe und Haß auf Sexualität und Aggression? Diese Frage ist zu komplex, um sie sinnvoll in diesem Kontext stellen zu können; sie muß bei anderer Gelegenheit für sich allein untersucht werden.
Das analytische Mikroskop erweitert die menschliche Erfahrung in der Übertragung, wie es das auch soll. Das unterscheidet die wissenschaftliche Sicht der untersuchten Phänomene Sexualität und Aggression bei aller inhaltlichen Ähnlichkeit von Dichtung, Fiktion und Theater. Wenn wir Kohuts klinische Illustrationen lesen, finden wir nicht nur die Zerfallsprodukte, sondern auch das Drama und die Leidenschaft menschlicher Existenz bewahrt, gewürdigt und erläutert. Jeder, der in der Selbstpsychologie Verleugnung oder feigen Rückzug von der Intensität der Leidenschaften oder von der »Häßlichkeit« der Zerfallsprodukte sieht – wohl kaum eine wertneutrale, wissenschaftliche Beschreibung –, muß sich nochmals, diesmal sorgfältiger, mit dem klinischen Ma-

terial und dem Anspruch der Selbstpsychologie nach weiterer sachlicher Untersuchung befassen.

Übersetzung Manfred Busch, Hans-Peter Hartmann und Wolfgang Milch

Anmerkungen

1 Wir können jetzt noch einmal zurückkehren zu den früheren Beschreibungen und erneut die darin zahlreich enthaltenen anschaulichen Falldarstellungen untersuchen. Dabei sollten wir die von Kohut wiedereröffnete Sichtweise benutzen mit dem Fokus auf Sexualisierungen in der Übertragung, um ihre psychologisch relevanten (entbiologisierten) Schicksale in der Selbst-Selbstobjekt-Matrix zu studieren. So läßt sich die verbesserte Erklärungskraft der neuen Konzeptualisierungen aufzeigen.

2 Besonders bei den Fällen Herr A., Herr E., Frau F., Herr M. und Herr U. Auch finden sich reichlich Darstellungen von Sexualisierungen und Aggressivierungen in der Übertragung in allen Beiträgen der Fallsammlung (Goldberg 1978).

Literatur

Basch, M. F. (1973), »Psychoanalysis and Theory Formation«, in: *Annual of Psychoanalysis* 1, 39-52, New York: International Universities Press.

Brenner, C. (1982), *The Mind in Conflict*, New York: International Universities Press.

Freud, S. (1926), »Inhibitions, Symptoms and Anxiety«, in: *Standard Edition*, Bd. 20, 75-175; deutsch: »Hemmung, Symptom und Angst«, in: *GW.*, Bd. 14, 113-205.

Gedo, J. (1975), »To Heinz Kohut: On His 60th Birthday«, in: *Annual of Psychoanalysis* 3, 312-322, International Universities Press.

Gill, M. M. (1985), »The Interactional Aspect of Transference. Range of Applications«, in: E. A. Schwaber (Hg.), *The Transference in Psychotherapy: Clinical Management*, New York: International Universities Press.

Goldberg, A. (Hg.) (1978), *The Psychology of the Self: A Case Book*, New York: International Universities Press.

Kohut, H. (1977), *The Restoration of the Self*, New York: International Universities Press; deutsch: *Die Heilung des Selbst*, Suhrkamp: Frankfurt/Main 1979.

Kohut, H. (1984), *How Does Analysis Cure?*, Chicago: The University of Chicago Press; deutsch: *Wie heilt die Psychoanalyse?*, Suhrkamp: Frankfurt/Main 1987.
Kohut, H. (1972), »Thoughts on Narcissism and Narcissistic Rage«, in: *The Search for the Self*, Kap. 40, 615-658, New York: International Universities Press; deutsch in: Kohut, H., Die Zukunft der Psychoanalyse, Suhrkamp: Frankfurt/Main 1975.
Kohut, H. (1978), »A Note on Female Sexuality«, in: *The Search for the Self*, New York: International Universities Press.
Kohut, H. (1971), *The Analysis of the Self: A Systematic Approach to the Psychoanalytic Treatment of Narcissistic Personality Disorders*, New York: International Universities Press; deutsch unter dem Titel *Narzißmus*, Suhrkamp: Frankfurt/Main 1973.
Ornstein, P. H. (1974), »On Narcissism: Beyond the Introduction«, in: *Annual of Psychoanalysis* 2, 129-147, International Universities Press.
Ornstein, P. H. (1983), »Discussion of Papers by Drs Goldberg, Stolorow, and Wallerstein«, in: *Reflections on Self Psychology*, hg. v. Lichtenberg, J. D., und Kaplan, S., Hillsdale: The Analytic Press.
Ornstein, P. H. (1978), »Introduction: The Evolution of Heinz Kohut's Psychoanalytic Psychology of the Self«, in: *The Search for the Self*, 1-106, New York: International Universities Press.

Ernest S. Wolf
Narzißtische Lüsternheit[1] und andere Schicksale der Sexualität

Einleitung

Unter den konzeptuellen Modifikationen, die die psychoanalytische Selbstpsychologie in die Psychoanalyse eingeführt hat, scheint keine mehr Fragen aufzuwerfen als die veränderte Betrachtung der Sexualität. Freuds Pionierarbeit auf dem Gebiet psychologischer Forschung hatte zur Folge, daß die Sexualität aus dem Dunkel verbotener Themen in den Blickpunkt öffentlicher, aber wissenschaftlicher Diskussion gerückt wurde. Freuds Untersuchung der Phänomene der Hysterie dehnte sich allmählich auf alle Arten psychoneurotischer Erkrankungen aus: in jedem Fall stellte er die sexuellen Motivationen in den Mittelpunkt der Ätiologie dieser Störungen.

Ursprünglich dachte Freud, daß tatsächliche sexuelle Verführungen die Wurzel dieser Störungen waren; später aber modifizierte er seine Auffassung und postulierte, daß kindliche sexuelle Triebe und ihre Abkömmlinge die primären Faktoren darstellen, die zu einer neurotischen Psychopathologie führen. Die Freudsche Metapsychologie in all ihren verschiedenen Versionen und Modifikationen wurde zu einem triebzentrierten System von Konzepten, während sich die Psychoanalyse zu einer allgemeinen Psychologie weiterentwickelte. Die im Laufe der Zeit erfolgenden Modifikationen reflektierten den Datenreichtum und die zunehmende Erfahrung vieler Analytiker. Obwohl von der Natur der Sache her immer umstritten und von der medizinischen Forschergemeinschaft nie völlig akzeptiert, hatte das triebzentrierte Denken der Psychoanalyse einen tiefen Einfluß auf die westliche Kultur und auf unser zeitgenössisches Denken. Wie alle lebendigen Wissenschaften enwickelte sich die Psychoanalyse in unterschiedliche Richtungen weiter. Melanie Klein, Lacan, Winnicott, Mahler und Kohut sind nur einige der Namen, die Verzweigungen des Freudschen Stammes in verschiedene, aber miteinander verbundene Hauptforschungsrichtungen bezeichnen. Mit Ausnahme der

Selbstpsychologie Kohuts hat jede dieser Richtungen das triebzentrierte Modell im Zentrum ihrer Theorie beibehalten.
Kohut fühlte sich jedoch, langsam und widerstrebend, durch seine klinischen Beobachtungen gezwungen, die Triebe einschließlich des Sexualtriebs aus dem Zentrum an die Peripherie seiner Überlegungen zu verweisen, um – sowohl klinisch als auch im Hinblick auf die Theoriebildung – die Entwicklungsmöglichkeit des Selbst als *den* Dreh- und Angelpunkt zu betonen. Kohut hat zwar niemals aufgehört, den Phänomenen des sexuellen Getriebenseins (sexual driveness) seine Aufmerksamkeit zu widmen, doch sah er Sexualität nicht länger als das Zentrum der Motivation des Menschen an. Statt dessen sah er als Quelle und Ursprung (fons et origo) jeglicher psychologischer Aktivität vielmehr das Bedürfnis, bestimmte Erfahrungen in einer kohäsiven Konfiguration, dem Selbst, zu organisieren und das Selbst gegenüber seiner Umgebung aufrechtzuerhalten und zu schützen.
Daß Sexualität im Rahmen der Selbstpsychologie eine sekundäre Position zugewiesen bekommt, hat viel Unbehagen hervorgerufen. Einigen kam es so vor, als würden dadurch tiefste Einsichten Freuds, die nur unter Schmerzen und im Angesicht hartnäckiger Widerstände erzielt worden waren, nun preisgegeben. Obwohl Kohut mit den Phänomenen der Sexualität weiterhin befaßt blieb und umfassend über die Sexualisierung schrieb sowie auf der zentralen Bedeutung der ödipalen Phase bestand, vermochte er doch nie den Verdacht einiger seiner Kollegen zu zerstreuen, daß er das ganze psychoanalytische Unternehmen dadurch aufs Spiel setze, daß er das Zentrum seines Interesses von der Sexualität zum Selbst verlagerte.
In der vorliegenden Arbeit werde ich eine selbstpsychologische Konzeption der Phänomene der Sexualität darstellen. In Übereinstimmung mit meiner allgemeinen psychoanalytischen Haltung werde ich dabei von der klinischen Situation ausgehen, insbesondere von dem, was ich als die entscheidenden subjektiven Erfahrungen betrachte, um schließlich zu einer Integration mit der derzeit akzeptierten Theorie der Selbstpsychologie zu gelangen.

Sexuelle Erregung und Selbstwahrnehmung (self awareness)

Es ist nicht ungewöhnlich, daß Analysanden über intensive sexuelle Erlebnisse berichten. Solche Berichte sind, wie alle Berichte über Erlebtes, von Individuum zu Individuum verschieden, und kein Bericht gleicht dem anderen. Gleichwohl ist es möglich, zu einigen allgemeinen Schlußfolgerungen zu kommen oder gemeinsame Aspekte zu finden, die oft als Bestandteile solcher Berichte über intensive sexuelle Erlebnisse auftreten. So berichten beispielsweise viele Menschen, daß sie im Verlauf sexueller Aktivität so in Empfindungen und Erregung gefangen sind, daß sie – u. U. nur kurzzeitig – das Bewußtsein darüber verlieren, wo und wer sie sind. Nach einem solchen sexuellen Ereignis, insbesondere wenn es mit einem Orgasmus verbunden war, kann es zwischen einigen Sekunden bis zu Minuten dauern, bis die Erregung und der veränderte Bewußtseinszustand abklingen und das Individuum sich langsam wieder seiner selbst und der es umgebenden Umwelt bewußt wird. Es ist, also ob das Individuum in Augenblicken intensiver Erregung auf einen Zustand regrediert wäre, der an denjenigen erinnert, welcher vor der Entstehung eines kohäsiven Selbst (cohesive self) liegt. Ein solcher Zustand ist charakterisiert durch ein eingeschränktes Funktionieren des Selbst und durch ein vermindertes Bewußtsein davon, ein ganzes Selbst zu sein, während sich das Individuum gleichzeitig einzelner lokaler Körperempfindungen und isolierter psychischer Inhalte stärker bewußt wird. Es ist dies ein Augenblick des scheinbaren, aber vorübergehenden Verlusts der Selbststruktur.

Für diese Verlagerung der Aufmerksamkeit weg von der äußeren Welt und hin zum inneren Leben des Individuums verwende ich den Begriff der *Interiorisation*. Interiorisation ist eine regelmäßige subjektive Begleiterscheinung von Regression, und sie findet ihren Ausdruck in einer verminderten Wahrnehmung der Umgebung bei gleichzeitig erhöhter Wahrnehmung von Gedanken, Phantasien, Affekten, Körperempfindungen. Den meisten Menschen ist dieses Phänomen vom Hinübergleiten aus dem Wachzustand in den Schlaf vertraut.

Nicht jedes Individuum wird diese intensiven Erregungen mit veränderten Bewußtseinszuständen und dem Verlust der räumlich-zeitlichen Orientierung erleben, und ebensowenig werden Individuen, die diese Zustände der passageren Auflösung des Selbst erleben, dies bei jeder sexuellen Episode tun. In ähnlicher Weise variieren die lustvollen Qualitäten sexueller Erregung von intensiv orgasmischem Erleben bei einigen Individuen bis hin zu mild angenehmem Erleben bei anderen. Für die meisten Individuen hängen Qualität, Lust und Intensität sexuellen Erlebens zudem von dem psychologischen Kontext ab, in dem es sich ereignet. Der biologische Apparat, dessen Stimulation sexuelles Erleben hervorrufen kann, enthält einen breiten Bereich von Möglichkeiten, die von sinnlichem Vergnügen bis zu sexueller Erregung reichen. Die Art der Stimulation kann dabei körperlich oder psychologisch oder beides sein. Es ist die Plastizität der Sexualität, d. h. die große Vielfalt der zu sexueller Erregung führenden Reize wie auch die große Verschiedenartigkeit der Zustände und Grade sexueller Erregung, die dazu beitragen, daß die vielfältigen Muster des Sexuellen oft nützliche Hinweise auf den allgemeinen psychologischen Zustand eines Individuums geben.

Lichtenberg (1989) hat die breite Vielfalt solcher Phänomene im Hinblick auf zwei verschiedene, aber aufeinander bezogene affektive Zustände untergliedert. Als »sinnliches Vergnügen« (sensual enjoyment) bezeichnet er das spezifische Gefühl der Freude, das durch beruhigende Handlungen (soothing actions) anderer wie auch von einem selbst hervorgerufen werden kann. Im Gegensatz dazu verwendet Lichtenberg den Begriff der »sexuellen Erregung« (sexual excitement), um ein spezifisches Gefühl erhöhter Stimulation zu bezeichnen, das sich in Richtung auf ein orgasmisches Niveau bewegt. Verschiedentlich kann dieselbe Aktivität, die sinnliches Vergnügen erzeugt, wie z. B. beruhigende Stimulation, auch sexuelle Erregung hervorrufen. Wir werden an einem späteren Punkt unserer Überlegungen die Bedingungen genauer untersuchen, die dazu beitragen, daß eher das eine oder das andere dieser Gefühle erlebt wird, und die die vielfältigen Formen bestimmen, in denen Sinnlichkeit/Sexualität zum Ausdruck kommen oder gehemmt werden kann.

Wir wollen einen ersten Versuch machen, die klinischen Beobachtungen zu verstehen, die mit orgasmischer sexueller Erregung verbunden sind. Die Orientierung in Raum und Zeit wie auch die Selbstempfindung (sense of self) hängen von Sinnesinformationen ab, die das Individuum mit der es umgebenden Umwelt verbindet. Im Verlauf intensiver sexueller Erregung ist die Information von seiten der Umgebung vermindert, während gleichzeitig das Bewußtsein von inneren Körperempfindungen zunimmt. Die Orientierung in Raum und Zeit wird somit weniger sicher, was teilweise eine Folge der verringerten Information durch die Sinnesorgane und teilweise eine Folge der Regression derjenigen Strukturen des Selbst ist, die für die Orientierung zuständig sind. Die verminderte Zufuhr von Information seitens der Umgebung hat einen über die Störung der Orientierung hinausgehenden Effekt. Der verringerte sensorische Input setzt auch den Kontakt mit Selbstobjekten herab und verändert so die Qualität der Selbstobjekt-Erfahrung. So werden die das Selbst stützenden Selbstobjekt-Erfahrungen beeinträchtigt, was im Gegenzug zu einem partiellen Verlust der Kohäsion des Selbst führt. Diese schnellen Veränderungen der Orientierung und des Zustands des Selbst stützen in starkem Maße die Hypothese, daß ein Prozeß der kurzfristigen nichtpathologischen Regression stattgefunden hat. In einem derartigen regressiven Zustand führt die verminderte Verbindung zur Selbstobjekt-Umgebung zu einem Verlust der Kohäsion, zu einer Lockerung der das Selbst konstituierenden Strukturen. Es ist, als ob plötzlich weniger Leim (glue) vorhanden wäre, um das Selbst als integriertes Ganzes zusammenzuhalten. Die nun getrennten Komponenten sind nicht länger nahtlose Teile eines Ganzen, sondern treten in ihrer relativen Isoliertheit hervor und ziehen die Aufmerksamkeit des Individuums auf sich.[2] Das Selbst ist fragmentiert, zumindest vorübergehend.

Solche auf der Höhe orgasmischer Erregung zu beachtenden regressiven Veränderungen von einem integrierten ganzen Selbst hin zur Fragmentierung in einzelne Bestandteile zeigen in mancher Hinsicht Ähnlichkeit mit fragmentierten Zuständen, die des öfteren erlebt werden, wenn während der psychoanalytischen Behandlung die Beziehung zum Analytiker plötzlich zusammenbricht. Beide Zustände sind jedoch nicht identisch. In affektiver Hinsicht sind beide Arten der Regression sehr verschieden: Regression im Verlauf sexueller Erregung ist normalerweise lustvoll und frei von Angst, während ein Erleben von regressiv bedingtem Zusammenbrechen (regressive disruption) im Verlauf eines therapeutischen Prozesses schmerzhaft und angsterzeugend ist. In beiden Fällen aber, ob sie nun während des Orgasmus auftreten oder während der analytischen Therapie, sind diese fragmentierten Zustände gewöhnlich nur von kurzer Dauer. Diese Zustände vorübergehender Fragmentierung beinhalten sowohl Momente der Gefahr für das Selbst als auch Chancen für eine Steigerung der Selbstempfindung. Das heißt, daß einige Individuen orgasmische Sexualität als Stärkung ihres Selbst (self enhancement) und ihres Selbstwertgefühls erleben, während andere Individuen, die eine bestimmte Verletzbarkeit aufweisen, die Lockerung der Strukturen des Selbst mit einer schrecklichen Angst vor Fragmentierung erleben. Ich werde zunächst den Fall der Stärkung des Selbst diskutieren.[3]

Regression im Dienste der Stärkung des Selbst (enhancement)

Sexuell hervorgerufene Regression und Fragmentierung beinhalten eine Chance zur Stärkung des Selbst. Die Gelegenheit, das Selbst zu stärken, ergibt sich durch die relative Beweglichkeit (fluidity) der gelockerten konstitutiven Bestandteile des Selbst während des mehr oder weniger fragmentierten Zustands. Diese Beweglichkeit ermöglicht es dem Selbst, die gelockerten Bestandteile aufs neue zusammenzufügen und sie dabei so in die organisierte Matrix des Selbst einzuordnen, daß eine stabilere, stärker kohäsive und ausgewogenere Selbststruktur erreicht wird als vor der Fragmentierung. Das mit intensiven sexuellen Erlebnissen der zuvor beschriebenen Art einhergehende erhöhte Selbstwertgefühl ist häufig beobachtet worden. Ebenso kennen die meisten Analytiker die Wiederherstellung einer stärkeren Kohäsion des Selbst, die sich als Folge des Durcharbeitens derjenigen Fragmentierungen ergibt, welche mit den Erfahrungen von Zusammenbrechen und Wiederherstellung (disruption-restoration experiences) in der Analyse verbunden sind. Ich vermute, daß bestimmte mystische wie auch intensive religiöse Erlebnisse ähnliche, das Selbst eines Individuums stärkende Effekte haben können, sofern sie gekennzeichnet sind durch eine intensive, aber vorübergehende Regression, auf die das subjektive Erleben eines gestärkten Selbstwertgefühls folgt. Die günstigen Wirkungen, die künstlerische Erlebnisse auf das Selbst haben, lassen sich in vergleichbaren dynamischen Begriffen verstehen.

Regression und Fragmentierung

Die mit Regression verbundene Gefahr besteht darin, daß das Selbst möglicherweise nicht in der Lage ist, sich in kohäsiver Form zu rekonstituieren, und daß deshalb die Regression in Richtung auf Auflösung zu einer zu weitgehenden, irreversiblen Fragmentierung führt. Das klinische Bild wäre in diesem Fall eines der psychotischen Desorganisation. Sofern die orgasmische sexuelle Erregung mit Regression und annäherungsweiser Auflösung der Strukturen des Selbst verbunden ist, stellen diese Erregungszustände vor allem dann eine Gefahr dar, wenn das Selbst für irreversible Regressionen anfällig ist. Ein in dieser Hinsicht unsicheres Selbst kann sich vor einer solchen Gefahr schützen, indem es die Intensität sexueller Erregung sorgsam kontrolliert oder vollständig unterdrückt. Einige besonders fragile Individuen vermeiden u. U. jedwede sexuelle Situation und führen ein Leben in völliger sexueller Enthaltsamkeit.

Fallbeispiel

M. R. war sexuell stärker gehemmt gewesen als die Mehrzahl seiner Kameraden auf der High-School. Aufgrund seiner Schüchternheit hatte er Schwierigkeiten, Mädchen zu bitten, mit ihm auszugehen. Bis zu seinem Eintritt ins College bestand seine hauptsächliche sexuelle Aktivität in der Masturbation, verbunden mit einem reichen heterosexuellen Phantasieleben. Auf dem College lernte er eine attraktive junge Frau kennen, der es gelang, seine Ängste zu besänftigen. Zum ersten Mal hatte er regelmäßig Kontakt mit einer Frau und genoß es, Geschlechtsverkehr zu haben. Nach ein paar Monaten enger Bindung schien sich diese Beziehung zu verändern. Die junge Frau war stärker beschäftigt und weniger für ihn verfügbar. Eines Tages hörte er, daß sie mit noch einem anderen Studenten ausging. Diese Nachricht traf ihn wie ein Schock und machte ihn ängstlich und depressiv. Er dachte daran, sie nie wiedersehen zu wollen, doch fühlte er sich nicht in der Lage, sie aufzugeben. Als sie sich das nächste Mal trafen, war er partiell impotent.

Die Wurzeln für die Verletzlichkeit der Sexualität von M. R. reichen in seine Kindheit zurück. Während seiner ersten Lebensjahre war er offenbar von seinen Eltern mit einer Atmosphäre (ambience) von Aufmerksamkeit und Zuneigung umgeben worden. Es gibt keinerlei Hinweise auf psychische Not im Verlauf seiner ersten sieben oder acht Lebensjahre, bis ein geschäftlicher Fehlschlag bei seinem Vater eine Depression auslöste und der Junge somit einer zu idealisierenden Beziehung beraubt wurde, die er dringend benötigte. Es war ihm unmöglich, einen nichterfolgreichen und depressiven Vater zu bewundern. Dieser plötzliche Verlust eines allmächtigen und idealisierten Selbstobjekts führte zu einem Defekt in der Entwicklung seines Selbst, das ihn verletzbar werden ließ. Er konnte sich nicht seiner Mutter zuwenden, um kompensatorische Erfahrungen mit einem Selbstobjekt zu machen, weil sie selbst extrem ängstlich und mit sich selbst beschäftigt war. Obwohl er sich beraubt und verlassen fühlte, konnte er aufgrund seiner hohen Intelligenz, die aus ihm einen hervorragenden Schüler werden ließ, einen Teil seines Selbstwertgefühls aufrechterhalten. Gleichwohl vermochte er aus diesen Erfolgen nicht viel Befriedigung zu ziehen, da seine Minderwertigkeitsgefühle alle Erlebnisse trübten. Dieses durchgängige Gefühl der Wertlosigkeit war Ausdruck eines geschwächten und nahezu fragmentierten Selbst und veranlaßte ihn, sich in geheime Größenphantasien zu flüchten. Eine ständige Furcht, von einem Augenblick zum anderen als Schwindler und Betrüger entlarvt zu werden, ließ ihn schüchtern werden. Er fürchtete Nähe (intimacy), insbesondere sexuelle Nähe, weil damit die Gefahr verbunden schien, daß seine Schwäche in beschämender Weise offenbar werden würde. Die einfühlsame Art, mit der die junge Frau auf ihn einging, stärkte schließlich sein Selbst und ermöglichte es ihm, das Wagnis der regressiven Nähe in einem aktiven sexuellen Leben einzugehen. Ihre Verbindung zu einem anderen jungen Mann wurde von M. R. jedoch als Verlust erlebt und, in sogar noch stärkerem Maße, als Bestätigung seiner Schwäche. Da ihm die erforderlichen

Selbstobjekt-Erfahrungen fehlten, verwandelte sich der Defekt seiner Selbststruktur erneut in eine bedrohliche Verletzlichkeit. Da er fürchtete, die Regression werde ihn in eine gefährliche, irreversible Fragmentierung treiben (möglicherweise ähnlich der schweren Depression seines Vaters), konnte er nicht einmal mehr die vergleichsweise leichte Regression zulassen, die eine volle Beteiligung am Geschlechtsverkehr ermöglicht. Als Folge davon trat dann eine Hemmung der sexuellen Erregung und Regression ein, die sich in vorübergehender Impotenz äußerte.

Sexuelle Hemmungen

Auch ein normal entwickeltes und starkes Selbst erlaubt sich den Genuß orgasmischer Regression nur, wenn die Bedingungen der Umgebung eine Atmosphäre der Sicherheit und des Schutzes vermitteln. Dabei bedeutet Sicherheit hier nicht bloße physische Sicherheit, sondern im wesentlichen Sicherheit der Kohäsion des Selbst, d.h. die Abwesenheit von Bedrohungen für das Selbstwertgefühl. Ein beschädigtes Selbst ist anfällig gegenüber exzessiver Regression und Fragmentierung. Es muß sich vor den Gefahren der Regression schützen, und dies bedeutet oft, sich vor zu viel sexueller Erregung zu schützen. Kinder beispielsweise, die von den für sie wichtigen Erwachsenen Demütigungen und Zurückweisungen als Reaktion auf erregte, situationsangemessene Affekte (womöglich in Verbindung mit normaler kindlicher Grandiosität) erfahren haben, erleiden oft eine traumatische Beschädigung ihres Selbst. Möglicherweise lernt ein solches Kind, seine Gefühle zu verbergen, indem es sich ein rigides, stereotypes Verhalten aneignet. Es können sich zwanghafte Strukturen entwickeln, die sowohl die Affektivität als auch das Verhalten kontrollieren. Als Erwachsener ist ein solches Individuum dann nicht in der Lage, die volle Mobilisierung sexueller Erregung zuzulassen und rückhaltlos an sexuellem Erleben teilzuhaben. In einigen Fällen mag es sogar sein, daß nichtsexuelle Nähe als potentiell regressiv und bedrohlich erlebt wird. In modernen Industriegesellschaften, die in hohem Maße ein zwanghaftes intellektualisiertes Denken erfordern, sind solche Individuen u. U. in beruflicher Hinsicht recht erfolgreich, aber sie werden dann versagen, wenn familiäre Beziehungen von ihnen verlangen, im sozialen Kontakt

Vertrauen und emotionale Reaktionsfähigkeit zu zeigen. Oft führt ihre Furcht vor Gefühlen dazu, daß sie eine emotional sterile Atmosphäre für ihre Kinder schaffen, die in der Folge dann selbst mit ähnlichen Verletzlichkeiten aufwachsen.

Sexualisierung: Narzißtische Lüsternheit

Bis jetzt habe ich zwei verschiedene Arten von Konsequenzen diskutiert, die aus Regression und Fragmentierung aufgrund von sexueller Erregung erwachsen können: bei einem starken (funktionierenden) Selbst eröffnet die Lockerung der Strukturen eine Möglichkeit zu seiner Stärkung über eine Neuordnung der Strukturen, während bei einem schwachen Selbst die Furcht vor regressiver Auflösung die Beweglichkeit der Strukturen hemmt und so den Ausdruck von Gefühlen und Sexualität beeinträchtigt.

Manchmal jedoch sind die Kräfte, die die Regression auslösen, mächtiger als die grundlegenden neutralisierenden und hemmenden Strukturen (Kohut 1971, 229, 234) des bereits geschwächten Selbst. Unter dem Angriff von Affektstürmen oder anderen in starkem Maße Regression erzeugenden Ereignissen kann es geschehen, daß die Kohäsion des Selbst so weit geschwächt wird, daß ein Verlust des Selbst droht, d. h., daß es unter Umständen zu einer psychotischen Episode kommt. In einer solchen Notsituation kann das Selbst den strukturellen Defekt (Kohut 1977, 217 f.) ausfüllen, indem es stark sexualisierte Phantasien (Kohut 1977, 126) entwickelt, die sexualisierte Abbilder der erforderlichen Selbstobjekt-Erfahrung darstellen.

Die obigen Überlegungen erlauben es uns, die Dynamik und Funktion solcher Phänomene neu zu betrachten, die üblicherweise mit dem Begriff »Sexualisierung« bezeichnet werden. Sexualisierung tritt bei einem Selbst auf, das sich vor Fragmentierung nicht durch Hemmung der Regression schützen kann – die Hemmung ist aufgrund der unvollständigen grundlegenden neutralisierenden Strukturen fehlgeschlagen –, sondern nur dadurch, daß es regredierte und erregte sexuelle Phantasien in einem Abbild der ursprünglichen selbsterhaltenden Selbstobjekt-Konfiguration reorganisiert (Kohut 1977, 172 f.). So kann ein defektes und verletzbares Selbst, das von einem möglichen oder wahrscheinlichen Verlust der Kohäsion bedroht ist, mit der Mobilisierung intensiver sexueller Phantasien auf die Bedrohung durch unzureichende und regressive Selbstobjekt-Erfahrungen reagieren. Diese Phantasien beschleunigen die sexuelle Erregung, die zu kurzfristigen regressiven Zuständen verbunden mit einer Lockerung der Selbststrukturen führt. Letzteres eröffnet die Möglichkeit einer Neuordnung dieser Strukturen. Diese Neuordnung ermöglicht es dem Selbst, den strukturellen Defekt mit sexualisierten Abbildern der benötigten Selbstobjekt-Erfahrung auszufüllen. Sexualisierung hilft so dem geschwächten Selbst, sich an eine sich verändernde gefährliche Selbstobjekt-Umgebung (selfobject ambience) anzupassen. Die sexualisierte Selbstobjekt-Konfiguration schützt vor weitergehender und möglicherweise psychotischer Regression, freilich um den Preis von perversem oder andersartig gestörtem Verhalten. Narzißtische Lüsternheit ist der von mir gewählte Begriff, mit dem ich diese perversen sexuellen Phantasien und Verhaltensweisen bezeichne.

Die enge Verbindung von Bedrohungen der Kohäsion des Selbst und dem Prozeß der Sexualisierung ist schon früher von Kohut und anderen beobachtet worden:

»Auch sexuelle Betätigung auf der Skala von gewissen masturbatorischen Handlungen von Kindern, die an einer chronischen narzißtischen Leere leiden, bis zum Bedürfnis nach endlosen selbstbestätigenden sexuellen Erfolgen gewisser Don-Juan-Typen kann das Ziel haben, einem Gefühl der Selbstentleerung entgegenzuwirken oder der Gefahr der Selbstfragmentierung zu entgehen.« (Kohut 1971, 119f.; dt. 1976, 144).

Kohuts umfassende Diskussion des Falles von Herrn A. zeigt detailliert, daß die Wurzel für eine Schwäche des Selbst in unzureichenden frühen idealisierenden Selbstobjekt-Erfahrungen liegt. Die daraus resultierende Schwäche manifestierte sich zuerst in einer kompensatorischen Fixierung auf eine idealisierte Vaterimago. Als die stützende Selbstobjekt-Erfahrung mit dieser zu Beginn der Latenzzeit plötzlich und auf traumatische Weise verloren ging, reagierte der Patient dadurch, daß er sowohl die idealisierten als auch die spiegelnden Selbstobjekt-Erfahrungen sexualisierte.

»Die homosexuellen Phantasien des Patienten können somit als sexualisierte Aussagen über seine narzißtische Störung verstanden werden, analog den theoretischen Formulierungen des Analytikers.« (Kohut 1971, 71; dt. 1976, 93).

Ich habe einen Patienten mit einer Persönlichkeitsstörung behandelt, die derjenigen von Herrn A. sehr ähnlich war. Dieser Mann, der Sohn von Einwanderern, hatte seine leibliche Mutter bei der Geburt verloren. Danach wurde er für einige Zeit von einer Pflegefamilie betreut, doch im Alter von zwei Jahren kam er unter die Obhut einer jungen Stiefmutter, die sein Vater kurz zuvor geheiratet hatte. Der Vater war ein emotionaler Mann, der zu leidenschaftlichen Wutausbrüchen neigte, die Stiefmutter eine oft depressive und zurückgezogene Person, die ihrem Ärger über ihre Stiefsöhne dadurch Ausdruck gab, daß sie tagelang nicht mit ihnen sprach. Ein älterer Bruder wurde vom Patienten wegen seiner Fähigkeit, sich beiden Eltern zu widersetzen, sehr bewundert. Beide Jungen schliefen in demselben Zimmer und manchmal bewunderte der jüngere den Körperbau des älteren Bruders oder berührte gar den Penis des schlafenden Bruders in einer Haltung von Anbetung und Verehrung. Der Patient hatte auch eine sehr positive Beziehung zu einer Nonne aus der Schule seiner Pfarrgemeinde. Daß sie ihn für eine von ihm gestaltete Weihnachtskarte lobte, ermutigte ihn, sich einem von visuellen Phantasien bestimmten Leben zuzuwenden und so vor den harten, mit Fragmentierung drohenden Realitäten seines Elternhauses zu fliehen. Als Erwachsener wurde er ein erfolgreicher Künstler, doch suchte er psychoanalytische Behandlung wegen hartnäckiger homosexueller Anwandlungen. Aus unerklärlichen Gründen hatte er zuweilen schreckliche Angst, war fast gelähmt und mußte jegliche Tätigkeit abbrechen. Dann zog er durch die Straßen mit dem Ziel, einen visuellen Kontakt mit dem Penis eines Mannes herzustellen. Einem Mann beim Urinieren zuzusehen, war oft ein ausreichender Reiz für seine sexuelle Erregung, die sein inneres Gleichgewicht wiederherstellte und es ihm erlaubte, seine ursprüngliche Tätigkeit wieder aufzunehmen.

Hinsichtlich seiner Dynamik war dieser Fall nahezu identisch mit demjenigen von Kohut. Weitgehend unzureichende und sogar traumatisierende Selbstobjekt-Erfahrungen während der frühen Kindheit hatten zu einer geschwächten Struktur des Selbst geführt. Die Idealisierung und die narzißtische Identifikation mit seinem Bruder wurden zu einer kompensatorischen Struktur. Als der Bruder die Familie verließ, um ein eigenes Leben zu führen,

und so den Patienten benötigter stützender Selbstobjekt-Erfahrungen beraubte, wurden die Selbststrukturen des Jungen erneut geschwächt. Zu dieser Zeit waren bereits seine künstlerischen Arbeiten zu einer Quelle spiegelnder Bewunderung für sein Selbst geworden, die ihm zugleich das Gefühl vermittelten, zur Welt der großen Meister zu gehören, die er verehren und mit denen er sich über idealisierende Selbstobjekt-Erfahrungen identifizieren konnte. In Augenblicken großer innerer Not (Streß) jedoch, vielleicht ausgelöst durch eine kleine Geringschätzigkeit oder Zurückweisung seitens seiner Kollegen oder Freunde, zwang ihn die Furcht vor Fragmentierung zu dem Versuch, die frühen Selbstobjekt-Erfahrungen mit seinem Bruder zu wiederholen.[4] Das Betrachten des Penis eines Mannes war nun verwandelt worden in eine erregte, sexualisierte und phantasierte Selbstobjekt-Erfahrung – in der die Erinnerung an die Berührung seines Bruders in der Kindheit mitschwang –, die begleitet wurde von einer erhöhten Interiorisation und Wahrnehmung seiner selbst (self awareness). Sie ermöglichte und erleichterte es ihm, die psychischen Strukturen innerlich neu zu ordnen, so daß eine höhere Kohäsion des Selbst entstand. Zu anderen Zeiten, im Verlauf der Analyse, führte ein Zusammenbrechen der idealisierenden Selbstobjekt-Übertragung, die auf eine nichtoptimale Empathie meinerseits zurückging, zu einem ähnlichen Umherziehen auf der Suche nach einem Penis, den er, in einem Zustand sexueller Erregung, betrachten konnte.[5]
Das Durcharbeiten dieser wiederholten Episoden von Zusammenbrechen und Wiederherstellung (disruption-restoration episodes) führte nach und nach dazu, daß sie seltener auftraten. Parallel zur Stärkung seines Selbst wurde der Patient durchsetzungsfähiger im Umgang mit Kollegen und Vorgesetzten, und schließlich war er in der Lage, eine für ihn unbefriedigende Arbeitssituation zugunsten einer kreativeren Lebensform zu verlassen.

Das subjektive Erleben der Sexualisierung

Sofern ein Zusammenbrechen sexuelle Phantasien aktiviert, mit denen Interiorisation und erhöhte Selbstwahrnehmung verbunden sind (d.h. Sexualisierungen im Dienste einer Stärkung des

Selbst auf dem Wege einer Neuordnung von Strukturen), so ist das subjektive Erleben eines solchen Zusammenbrechens eines der Lüsternheit, d. h. eines Erlebens des sexuellen Getriebenseins und der erhöhten Wahrnehmung von Teilen des Körpers. Als Therapeut ist man u. U. leicht geneigt, solche Phänomene relativ eingegrenzt als auf den ersten Blick einleuchtende Belege für einen triebzentrierten Ansatz der Psychopathologie zu betrachten und von da ausgehend eine triebzentrierte allgemeine Psychologie zu entwerfen. Die Psychologie des Selbst eröffnet jedoch eine weitere Perspektive, indem sie von der Phänomenologie eines Selbst ausgeht, das danach strebt, seine Stärke, seine Kohäsion und seine Grenzen durch einen wechselseitigen Dialog mit seiner Selbstobjekt-Umgebung aufrechtzuerhalten. Das für die Erhaltung des Selbst relevante Verhalten wird dabei nicht mehr im Rahmen einer engen Phänomenologie isolierter Triebe aufgefaßt, vielmehr wird davon ausgegangen, daß das Selbst in einem interaktiven Kontext darum ringt, seine Integrität zu wahren. Ein Teil dieses Ringens mag in der Notwendigkeit bestehen, fehlende, aber benötigte Selbstobjekt-Erfahrungen durch regressive sexualisierte Phantasien zu ersetzen und das Vergnügen der Sinne an die Stelle der fehlenden Freude über ein vollständiges intaktes Selbst setzen zu müssen.

Psychopathologie der Sexualisierung

Bei dieser Sicht der Sexualisierung besteht die Pathologie in der Schwäche des Selbst und nicht in den dynamischen Veränderungen, die das Selbst vor der Psychose schützen. Diese dynamischen Phänomene wie auch ihre zeitweise auffallenden Symptome sind an sich nicht pathologischer als beispielsweise eine entzündliche Reaktion des Immunsystems, die den Körper davor schützt, durch ein Virus oder durch Baktieren zerstört zu werden. Es erscheint nicht als sehr sinnvoll, solche lebenserhaltenden Reaktionen – wie z. B. Abszesse oder dergleichen – als pathologisch zu bezeichnen, wenn ihr Nichtauftreten für den Organismus den sicheren Tod durch eine überwältigende Invasion bedeuten würde. Das Beispiel des akuten Immunschwäche-Syndroms (AIDS) macht diesen Punkt nur zu deutlich. Ein Großteil der sogenannten Psychopathologie sollte in einer analogen Perspektive gesehen werden. Die Phänomene der Sexualisierung schützen die verbliebene Integrität des Selbst auf ebenso wirksame Weise wie eine entzündliche Reaktion den Körper schützt.

Narzißtische Lüsternheit und narzißtische Wut

Kohuts Publikation aus dem Jahre 1972 zum Thema: »Überlegungen zum Narzißmus und zur narzißtischen Wut« beschrieb zum ersten Mal einen Bereich von Phänomenen, die gekennzeichnet waren durch eine bestimmte Reihe von Symptomen – Ausdrucksformen der Wut in all ihrer schillernden Verschiedenheit – und durch ein gemeinsames dynamisches Substrat, nämlich den Schutz des Selbst vor unfähiger Hilflosigkeit und Auflösung.
Narzißtische Wut ist zu unterscheiden von normaler Aggression, die auftritt, wenn das Selbst auf Hindernisse trifft, die seine gesunde Selbstbehauptung beeinträchtigen. Es sind jedoch nicht nur die der Selbstbehauptung sich in den Weg stellenden Hindernisse, die das selbst-expressive Verhalten beeinflussen. Einige Individuen haben im Verlauf der Entwicklung ihres Selbst unzureichende Selbstobjekt-Erfahrungen gemacht und in der Folge ein chronisch geschwächtes und eingeschüchtertes Selbst zurückbehalten. Ein solches Selbst wurde in der Regel immer dann von schrecklicher Zurückweisung und Demütigung bedroht, wenn es versuchte, sich durchzusetzen und seinen eigenen Lebensentwurf zu verwirklichen. Infolgedessen fühlte es sich gezwungen, seine normale Selbstbehauptung zu unterdrücken.
Somit können wir drei verschiedene Formen selbstbehauptend-aggressiven Verhaltens beobachten: (1) die normale selbstbehauptende Aggression, die die Ziele, Ideale und den Stil eines jeweiligen Selbst ausdrückt; (2) die gehemmte selbstbehauptende Aggression, um das Selbst vor demütigenden Erfahrungen zu schützen, die das von der Kohäsion abhängige Selbstwertgefühl beschädigen könnten; (3) narzißtische Wut, die das Selbst vor Hilflosigkeit und Auflösung schützt.
Sexualität kann, wie oben diskutiert, ebenfalls nach drei Kategorien differenziert werden: (1) normale Sinnlichkeit und Sexualität, in der sich das Streben des Selbst nach lustvoller Selbstbestätigung und Stärkung ausdrückt; (2) gehemmte Sinnlichkeit und Sexualität, um das Selbst vor der Bedrohung durch die Reaktion der

schmerzlich mangelhaften Selbstobjekte auf seine sinnlich-sexuellen Ausdrucksversuche zu schützen; und (3) narzißtische Lüsternheit, die vor Defekten in der Selbststruktur schützt, indem sie sexualisierte Abbilder von fehlenden Selbstobjekt-Erfahrungen schafft, oder die, anders formuliert, die Freuden der sinnlich-sexuellen Lüsternheit an die Stelle der Freude über ein vollständiges kohäsives Selbst setzt.

Es kommt leicht vor, daß man die Äußerungsformen normaler Sexualität und Selbstbehauptung mit perverser Sexualität und wütendem Verhalten verwechselt. Die Psychologie des Selbst erlaubt es uns, zwischen diesen beobachtbaren Äußerungsformen unter Bezug auf ihre Funktionen für das Selbst zu unterscheiden. Gesunde Sexualität und Aggression sind Ausdruck der Ziele und Ideale des Selbst, der Verwirklichung der für sie spezifischen Handlungsmuster, seines Lebensentwurfs. Narzißtische Lüsternheit und narzißtische Wut sind Schutzreaktionen im Dienste der Aufrechterhaltung des Selbst. Als gefährliche Notreaktionen sind Lüsternheit und Wut pervertierte Formen von normalen defensiven Reaktionen, und sie treten auf, wenn die Erhaltung der Kohäsion des Selbst bedroht ist: Sie schützen das verletzliche Selbst um den Preis einer Gefährdung wichtiger Beziehungen zu benötigten Selbstobjekten. Narzißtische Lüsternheit und Wut als psychopathologische Phänomene zu bezeichnen steht im Widerspruch zu ihrer Funktion bei der Erhaltung von Integrität und Kohäsion des Selbst. Insbesondere in ihren extremen Ausprägungen stellen sie aber zweifellos eine Gefahr für den sozialen Organismus dar, von dem das Selbst ein Teil ist. Vor allem dann, wenn narzißtische Lüsternheit und narzißtische Wut bei ein und demselben Individuum zusammen vorkommen, bedroht eine explosive Mischung aus Gewalt und Sexualität die Gemeinschaft mit Vergewaltigungen und anderen schwersten Verletzungen.

Zusammenfassung

1. Das subjektive Erleben sexuellen Getriebenseins wird von der Psychologie des Selbst verstanden als ein Bereich von Phänomenen, die die Konstitution und Kohäsion des Selbst zum Ausdruck bringen oder schützen.
2. Sinnliches Vergnügen kann sich zu sexueller Erregung steigern

und dann auf einem orgasmischen Niveau einen Zustand vorübergehender struktureller Regression erreichen, wobei Bestandteile des Selbst aus ihrer kohäsiven Integration herausgelöst werden.

3. Ein starkes Selbst geht aus dieser vorübergehenden orgasmischen Regression mit einer neugeordneten Konfiguration seiner Bestandteile hervor, die ihm eine stärkere Kohäsion verleiht.
4. Ein verletzbares Selbst kann sich vor der gefürchteten Regression durch sexuelle Hemmungen und zwanghafte Konfigurationen schützen.
5. Ein Selbst mit defekter Struktur, das nicht in der Lage ist, die orgasmische Regression zu hemmen und zu kontrollieren, füllt den strukturellen Defekt mit sexualisierten Abbildern der benötigten Selbstobjekt-Konfiguration aus, was mit lüsternen Selbstobjekt-Erfahrungen in der Phantasie und im Verhalten verbunden ist.
6. Alle Erscheinungsformen von Sexualität – ob normal orgasmisch, gehemmt oder lüstern agierend – dienen dazu, die strukturelle Integrität und Kohäsion des Selbst und seiner Bestandteile auszudrücken oder zu verteidigen. Insoweit schützen sie das individuelle Selbst.
7. Die Phänomene der Sexualität in ihren orgasmischen, gehemmten oder lüstern agierten Formen legen es nahe, parallele Unterscheidungen im Hinblick auf die Aggression zu treffen, nämlich normale selbstbehauptende Aggression, gehemmte selbstbehauptende Aggression und narzißtische Wut.

Übersetzung Jürgen M. Hofmann, überarbeitet von Christel Schöttler

Anmerkungen

1 Ich habe statt Lust bewußt das Wort Lüsternheit gewählt, um den erregten pathologischen Aspekt des Erlebnisses im Gegensatz zu normaler Freude und zum Vergnügen zu betonen.

2 Zur Veranschaulichung scheint mir folgende Analogie nützlich. Diese Anlogie bezieht sich auf ein komplexes Molekül, das in seiner integrierten Struktur verschiedene Atome enthält. Solange dieses Molekül intakt bleibt, wird es nur die spezifischen Eigenschaften zeigen, die für seine

integrierte Struktur charakteristisch sind. Eine Störung oder eine Zerstörung der molekularen Struktur kann jedoch die einzelnen Atome aus ihrem integrierten Zustand herausreißen. Da sie nun von den Beschränkungen der molekularen Organisation befreit sind, werden die isolierten freien Atome (oder Ionen) dann ihre jeweils eigenen charakteristischen Eigenschaften zeigen.

3 Das Potential, das vorübergehende Fragmentierungen im Laufe von Sequenzen des Zusammenbrechens und der Wiederherstellung während des Behandlungsprozesses für eine Stärkung des Selbst enthalten, habe ich an anderer Stelle diskutiert (Wolf 1988, S. 110-117).

4 »Wenn kein spiegelndes Selbstobjekt auf die selbstbehauptende Präsenz des Kindes antwortet, so wird sein gesunder Exhibitionismus ... aufgegeben, und isolierte, sexualisierte exhibitionistische Beschäftigungen mit einzelnen Größensymbolen (Urinstrom, Faeces, Phallus) treten an seine Stelle. ... Daß die Perversion, d. h. das sexuelle Abbild der ursprünglichen gesunden Konfiguration, noch immer Fragmente des Größen-Selbst ... und des idealisierten Objekts ... enthält, ist zu verstehen als Überbleibsel eines Aspekts der ursprünglichen Selbst-Objekt-Konstellation ...« (Kohut 1977, 171-173; dt. 1979, 150 f.).

5 »... die erhöhten sexuellen Aktivitäten und besonders die sogenannten Sexualisierungen der Übertragung, die man in frühen Phasen einiger Analysen narzißtischer Persönlichkeitsstörungen antrifft, (sind) gewöhnlich Manifestationen der Intensivierung des Bedürfnisses des Patienten ..., einen strukturellen Defekt auszufüllen. Diese Manifestationen sollten nicht als ein Ausbruch von Trieben verstanden werden, sondern als Ausdruck der Hoffnung des Patienten, daß das Selbstobjekt ihm nun die benötigte psychologische Struktur liefern wird.« (Kohut 1977, 217 f.; dt. 1979, 227).

Literatur

Kohut, H. (1971), *The Analysis of the Self*, New York: International Universities Press (deutsch: *Narzißmus. Eine Theorie der psychoanalytischen Behandlung narzißtischer Persönlichkeitsstörungen*, Frankfurt/M.: Suhrkamp, 1976 (stw 157).

Kohut, H. (1972), »Thoughts on Narcissism and Narcissistic Rage«, in: *The Psychoanalytic Study of the Child* 27, 360-400 (deutsch: »Überlegungen zum Narzißmus und zur narzißtischen Wut«, in: *Die Zukunft der Psychoanalyse*, Frankfurt/M.: Suhrkamp, 1975 (stw 125); auch in: *Psyche* 27, 513-554, 1973).

Kohut, H. (1977), *The Restoration of the Self*, New York: International Universities Press (deutsch: *Die Heilung des Selbst*, Frankfurt/M.: Suhrkamp, 1979).
Lichtenberg, J. (1989), *Psychoanalysis and Motivation*, Hillsdale, N.J.: The Analytic Press.
Wolf, E. S. (1988), *Treating the Self: Elements of Clinical Self Psychology*, New York: Guilford Press (deutsche Ausgabe in Vorbereitung).

Anna Ornstein
Erotische Leidenschaft: Eine Form der Sucht[1]

Gegenwärtig ist die Tendenz zu beobachten, eine Reihe von symptomatischen Verhaltensweisen als »Süchte« zu bezeichnen, die sich nicht auf den Gebrauch von Drogen oder Alkohol beziehen. So wurden Anorexie und Bulimie, sexuelle Exzesse und Glücksspiel vor allem deshalb als »süchtige« Verhaltensweisen bezeichnet, weil sie unter dem Einfluß starker unbewußter Erfordernisse stehen und weil sie subjektiv als unabweisbar und zwangsläufig erlebt werden. Eine undifferenzierte Verwendung des Begriffs »Sucht« dürfte diesen aber für klinische Zwecke letztlich unbrauchbar machen.

In dem klinischen Fallbeispiel, das ich beschreiben werde, war es der zwanghafte Charakter der Liebesbeziehungen der Patientin, der »süchtige« Züge aufwies. Mein Beitrag wird sich auf die wesentlichen pathogenen Faktoren konzentrieren, die im Laufe der Analyse rekonstruiert werden konnten und die halfen, den Ursprung der »Sex-Sucht« der Patientin zu erklären. Die Frage, wodurch ein bestimmtes süchtiges Verhalten motiviert ist, kann psychoanalytisch nur durch die eingehende Untersuchung des individuellen Falles beantwortet werden. Verallgemeinerungen hinsichtlich der Pathogenese der Störung sind nicht möglich, da sich die Befunde von Analytikern in Abhängigkeit von ihrer theoretischen Orientierung unterscheiden werden. Im vorliegenden Fall wurde die Analyse in Übereinstimmung mit den theoretischen Prinzipien der Selbstpsychologie durchgeführt.

Fallbeispiel

Zum Zeitpunkt ihrer Überweisung war Frau Holland, 35 Jahre alt, verheiratet und hatte zwei kleine Kinder. Sie hatte starke künstlerische Ambitionen und malte häufig zu Hause. Obwohl man sie für begabt hielt, hatte sie nie Malunterricht genommen. Wie ich im Laufe der Analyse erkannte, war es ihr Selbstbild, das

sie daran hinderte, eine voll ausgebildete Malerin zu werden. Sie fand ihre Bilder nicht gut genug, um eine Kunstschule zu besuchen, gleichzeitig war sie aber davon überzeugt, daß ihre Arbeiten hervorragend waren und sie deshalb keinen Unterricht nötig hatte. Da sie sich vor Kritik fürchtete, wagte sie nicht, ihre Bilder irgend jemandem zu zeigen, doch hatte sie eingehende Phantasievorstellungen darüber, daß sie eines Tages »entdeckt« würde.
Die Patientin wurde vom Analytiker ihres Mannes überwiesen. Ihr Mann machte sich Sorgen über Unberechenbarkeiten in ihrem Verhalten: Sie verließ verschiedentlich abrupt das Haus (ohne dadurch allerdings die Sicherheit der Kinder zu gefährden), und sie hatte periodisch recht starke Depressionen, in denen sie von Selbstmord sprach. Die Patientin begrüßte die Überweisung, da sie das Gefühl hatte, sich in großer Gefahr zu befinden. Ihr Mann kannte das wirkliche Ausmaß ihrer Schwierigkeiten nicht, da sie die Aufgaben, die sie im Zusammenhang mit seiner beruflichen Position zu erledigen hatte, ohne größere Schwierigkeiten bewältigte. Ihr selbst waren die betreffenden gesellschaftlichen Zusammenkünfte langweilig, und sie nahm mit niemandem aus ihrem »offiziellen« sozialen Umfeld wirklich Kontakt auf.

Der Verlauf der Analyse und die Form der Übertragung

Die Patientin ist eine sehr attraktive Frau. Zu den Sitzungen kam sie in lässiger Kleidung, aber mit dem speziellen Flair, das man von Menschen kennt, die ein außergewöhnliches Gefühl dafür haben, das Beste aus ihrer Erscheinung zu machen.
In ihren anfänglichen Schilderungen machte Frau Holland zwar ihren Mann für ihre ehelichen Schwierigkeiten verantwortlich (er war zu kleinlich, hatte keinen Humor und behandelte sie, als ob sie ein Kind wäre), doch kam sie bald auf ihre Angst zu sprechen, sie könnte ihre Ehe zerstören und dadurch zugleich ihre Kinder verlieren. Diese Sorgen bezogen sich auf ihre außerehelichen Affären: während ihrer gesamten Ehe hatte sie Beziehungen zu anderen Männern, entweder in der Phantasie oder real. Die Tatsache, daß sie durch ihre Affären stark in Anspruch genommen wurde, und die dadurch notwendigen vielfältigen Täuschungsmanöver führten dazu, daß Frau Holland emotional isoliert blieb.

Sorgen machte sie sich auch über ihren gestiegenen Marihuanakonsum und den gelegentlichen Gebrauch von Kokain. Aber mit Ausnahme ihrer Nikotinabhängigkeit machte der Drogenmißbrauch der Patientin weniger Sorgen als ihre Beziehungen zu Männern; Drogen nahm sie nur auf Verlangen ihrer Liebhaber. Im Kontext der Analyse ihrer außerehelichen Beziehungen kamen die süchtigen Züge ihrer Persönlichkeit zum Vorschein. Nach mehreren Versuchen, doch mit großer Bestimmtheit gab die Patientin im dritten Jahr der Analyse das Zigarettenrauchen auf. Danach ging ihr Marihuanakonsum stark zurück. Wie viele »Exraucher« entwickelte sie eine Abneigung dagegen, daß andere rauchten.

Im ersten Jahr ihrer Analyse erhielt ich Einblick in den unabweisbaren Charakter ihrer Affären. Die meisten dieser Beziehungen begannen relativ unschuldig, und sie entwickelten sich unter recht gewöhnlichen Umständen. Sie sah einen Mann im Aufzug, traf jemanden in einer Bank oder auf einer Party, oder ihr fiel der Angestellte einer Tankstelle ins Auge. Dabei empfand sie nicht nur sexuelle Erregung, sondern sie entwickelte relativ schnell die Überzeugung, daß ihre Gefühle von Leere und Depression verschwinden würden, wenn es einen solchen Mann in ihrem Leben gäbe. Die Phantasie, die sich infolge einer solchen Begegnung entwickelte, war nicht auf ein Bedürfnis nach sexueller Nähe beschränkt, obwohl die Qualität des sexuellen Erlebens (das Ausmaß der Erregung und die Stärke des Orgasmus) eine wichtige Rolle für das weitere Schicksal der Affären spielte. Der allerwichtigste Aspekt der Anziehungskraft war die Art, wie der Mann auf ihre Annäherungsversuche reagierte. Wenn er zurücklächelte und seine Blicke ausdrückten, daß er sie begehrenswert fand, so hatte dies eine überwältigende Wirkung auf ihren Gefühlszustand: Sie fühlte sich energiegeladen, besser in der Lage, sich um ihre Familie zu kümmern, und sie kam ganz allgemein besser zurecht. Jeder neue Anhaltspunkt, der das Zustandekommen einer Beziehung versprach, bestärkte sie in ihrer Überzeugung, dies werde die ›perfekte Beziehung‹ in ihrem Leben, diejenige, die ihre wiederkehrenden Depressionen und ihr ständiges Gefühl emotionaler Isoliertheit auflösen werde.

Das Bedürfnis nach einer solchen Art von Beziehung konnte nicht einfach durch körperliche Wollust erklärt werden. Meine Patientin empfand Zärtlichkeit, Bewunderung und all die anderen

Gefühle, die wir normalerweise als Anzeichen von Verliebtheit ansehen. Das bewußte Bedürfnis zielte nicht darauf, sich abzureagieren, sondern auf eine dauerhafte Verbindung (union). Aber unabhängig davon, wie leidenschaftlich diese anfänglichen Gefühle waren und wie sehr die Patientin zunächst hoffte, daß sie von Dauer sein würden: Sie hielten selten länger als ein paar Monate an, manchmal sogar nur einige Wochen. So schnell wie sie sich entwickelt hatten, so schnell verschwanden sie auch wieder, nur um bald von neuem wiederholt zu werden, jedesmal mit derselben Intensität.

Im Laufe der Analyse wurde ich Zeugin zahlreicher solcher Begegnungen, und schließlich konnte ich ein bestimmtes Muster unterscheiden: 1. ein zwanghaftes In-Anspruch-genommen-Sein durch das Objekt ihrer Wünsche; sie faßte den Entschluß, den Mann zu einer Reaktion auf sie zu veranlassen, ganz gleich wie ihre oder seine Situation in Wirklichkeit war. 2. Wenn der Mann dann auf sie reagierte, versuchte sie mit allen Mitteln, ihn an sich zu binden. Sie bestand darauf, ihn entweder täglich zu sehen oder mehrmals zu telefonieren. War dies dem Mann nicht möglich, geriet sie in Verzweiflung, manchmal dachte sie an Selbstmord. Dies waren dann Zeiten, in denen ihr Selbstbild als wertlose, »beschissene« Person am stärksten hervortrat, ein Gefühl, das nur dadurch aufgehoben werden konnte, daß der Mann, der zu diesem Zeitpunkt Gegenstand ihrer Idealisierungen war, eine positive Reaktion zeigte. 3. Meistens endete die Beziehung, weil Frau Holland fand, daß irgendein Zug im Verhalten des Mannes darauf hindeutete, daß er nicht »völlig für sie da« war. So etwa, wenn sie Zeichen von Kälte in seiner Stimme entdeckte oder der Mann sie nicht zu der Zeit anrief, zu der sie es erwartete. Solche Ereignisse gaben ihr das Gefühl, als habe man sie »auf den Kopf geschlagen«. Sie war ernüchtert und zog sich voller Selbstmitleid zurück. Dies war dann der Zeitpunkt, an dem sie die Beziehung relativ abrupt beendete.

Von Zeit zu Zeit erschrak die Patientin sehr darüber, wie sie dieses Muster wiederholte. Dann kam es vor, daß sie – zwar nicht unbedingt verzweifelt, wohl aber resigniert – jegliche Hoffnung auf eine Veränderung aufgab.

Frau Holland war das ältere von zwei Kindern und die einzige Tochter gewesen. Sie beschrieb ihren Vater als ausgesprochen gutaussehenden Mann, der stark zu trinken begann, als die Patientin noch sehr jung war. Er hatte einen gewalttätigen Charakter, war ziemlich unberechenbar und drohte häufig mit Selbstmord. Sie hatten sehr häufig Balgereien miteinander, die deutliche sexuelle Tönungen aufwiesen (sie erinnert sich, seinen erigierten Penis gestreift und dabei bemerkt zu haben, wie sehr ihm dies gefiel), und dabei kam es vor, daß er sie – ohne jegliche Vorwarnung – angriff. Seine Persönlichkeit veränderte sich drastisch, nachdem er den Alkohol und die Einnahme von Schlafmitteln aufgegeben hatte. Dies geschah aber erst, als die Patientin Mitte Zwanzig war.

Zu der Zeit, als ihr Vater mit dem Trinken aufhörte, fiel Frau Holland die besondere Art ihrer Beziehung auf. Sie, und nicht ihr Bruder oder ihre Mutter, war es, mit der der Vater einige seiner intimsten Gedanken teilte. Sie hatten ähnliche Interessen und fanden Gefallen an denselben Dingen. Am bedeutsamsten war, daß sie bemerkte, wie sehr der Vater gefühlsmäßig von ihr abhängig war. Als sie sich an Beispiele dafür erinnerte, wie sehr ihr Vater von ihr erwartet hatte, daß sie ihn aufmunterte oder für sein Wohlergehen sorgte, wurde sie zornig über diese bedenkenlose emotionale Ausbeutung. Das Gefühl bezog sich in besonderem Maße darauf, wie der Vater sie sexuell gereizt hatte. Sie war in dem Gefühl aufgewachsen, daß ihr Vater sie in sexueller Hinsicht ihrer Mutter entschieden vorzog – obwohl sie sich nicht an offen sexuelles Verhalten erinnern konnte. Im Laufe ihrer Analyse dachte sie häufig darüber nach, ob sie den wechselhaften Stimmungen ihres Vaters aufgrund ihrer »privilegierten Position« nicht in schärferem Maße ausgesetzt gewesen war als die anderen Familienmitglieder. Sie war »die Auserwählte«; ihr Bruder beneidete sie um ihre Position, doch wußte weder er noch irgend jemand sonst, was für einen »Fluch« dies für den Rest ihres Lebens bedeutete.

Frau Holland beschrieb ihre Mutter als »graue Maus«, sehr still und unfähig im Vergleich zu ihrem kontrollierenden, gewalttätigen Mann, doch konnte auch die Mutter die Geduld verlieren, wobei sie dann ihre Kinder entweder physisch oder verbal angriff. Es fiel Frau Holland schwer, sich an Szenen im Zusammenhang mit ihrer Mutter zu erinnern. Sie erinnerte sich jedoch, daß die Mutter häufig an Kopfschmerzen gelitten und einen Großteil der Zeit in ihrem Schlafzimmer verbracht hatte. Sie fragte sich, ob ihre Mutter depressiv gewesen war. Rückblickend dachte die Patientin auch, daß die Mutter wegen ihrer Beziehung zum Vater auf sie eifersüchtig gewesen sein müsse. Einige der schmerzhaftesten

Augenblicke in der Analyse betrafen ihren intensiven Wunsch, dieser Frau nahe zu sein und von ihr geliebt und geschätzt zu werden.

Ich vermute, daß eine Interpretation der Geschichte der Patientin an diesem Punkt es uns nahelegen würde, daß sie an den Folgen eines ungelösten Ödipuskomplexes litt. Die weitere Entfaltung des analytischen Prozesses kann aber Störungen in den tieferen Schichten der Psyche aufdecken und uns helfen, zu erkennen, daß die ödipale Thematik zwar im manifesten Material vertreten ist, daß diese aber nicht den wesentlichen Aspekt der Psychopathologie der Patientin darstellt.

Frau Holland entwickelte früh ein Interesse an sexuellen Dingen. Im Alter von 13 bis 14 Jahren gab es häufig masturbatorische Aktivitäten gemeinsam mit Carl, einem etwas älteren Jungen, und Explorationen der Genitalien mit ihren Freundinnen. Wenn sie sich in ihrem späteren Leben einsam und traurig fühlte, versuchte sie, ihren Gefühlszustand zu verbessern, indem sie masturbierte und sich dabei vorstellte, sie habe Geschlechtsverkehr mit Carl oder mit ihrem Vater. Solche Phantasien waren die wirksamsten Mittel, sich von Langeweile und/oder Depression zu befreien; sie waren entweder belebend und energetisierend oder beruhigend und tröstend. »Es ist eine Phantasiewelt. Ich fühle mich nicht lebendig ohne sie, aber es bedrückt mich auch, daß ich sie brauche, um mich besser zu fühlen ...«

Einige Merkmale des Musters, das sie mit Männern zwanghaft wiederholte, tauchten auch in der *Übertragung* auf. In einem frühen Abschnitt der Analyse war die Patientin überzeugt, daß ich sexuelle Gefühle für sie hegte wie viele ihrer Freundinnen auch. Ihre sexuellen Phantasien in bezug auf mich beinhalteten immer irgendein ganz intensives Erlebnis: vollkommen hemmungslose Zärtlichkeiten, die alle Unterschiede zwischen uns beiden auflösen würden. Eine dieser Phantasien bezog sich darauf, daß sie an meinen Brüsten saugte und dabei beobachtete, wie mein Gesicht in Verzückung geriet. Diese Phantasie entwickelte sie nicht bis zu Vorstellungen von einem genitalen Kontakt weiter. Ihr wichtigster Aspekt war vielmehr, wie ich auf ihre Verführungen und Stimulationen reagierte. Reagierte ich mit dem Bestreben, mit ihr in Kontakt zu kommen, dann konnte dies sie trösten, da ich dann völlig in ihrem Bann war. Wir verstanden diese Phantasie als eine, in der sie Sex »benutzte«, um bei mir eine ersehnte Reaktion hervorzurufen: erotische Erregung bei einem »anderen« zu wecken, ist für einen Erwachsenen das wirkungsvollste Mittel, um sich ausschließliche Aufmerksamkeit zu sichern. Da *sie* diejenige war, die eine solche Verzückung auf meinem Gesicht hervorrief, überzeugte dies sie schließlich davon, daß sie liebens- und begehrenswert war. Eine solche Erfahrung kann mit derjenigen eines Kleinkindes verglichen werden, dem es gelingt, ein Lächeln auf dem Gesicht seiner Mutter hervorzurufen. (Vgl. die Beschreibung dieses Phänomens in der Arbeit »Die Spiegelfunktion von Mutter und Familie in der kindlichen Entwicklung« von Winnicott, 1971.) Die Phantasie von einer derartig intensiven sexuellen Beziehung wurde mit der Zeit durch Phantasien abgelöst, in denen ich für sie sorgte, als ob sie ein Baby wäre. Wenn sie sich traurig und hoffnungslos fühlte, wünschte sie sich, von der Couch aufstehen zu können, zu meinen Füßen zu sitzen und ihren Kopf in meinen Schoß zu legen.

Ihre depressiven Phasen waren anfangs regelmäßig von Todeswünschen begleitet. Wenn sie nur sterben könnte, ohne ihrer Familie allzugroßen Schmerz zuzufügen, sagte sie. Sie hortete einen Vorrat an Schlafmitteln und bestand darauf, diesen »zur Sicherheit« zu behalten. Es gab ihr ein gutes Gefühl zu wissen, daß es für sie einen Ausweg gab. Verschiedentlich machte sie sich Sorgen, sie könnte mich durch ihre starke Beschäftigung mit dem Tod erschrecken und ich würde ihre Analyse beenden. Obwohl ich ihre Selbstmordvorstellungen ernst nahm, betrachtete ich die Patientin niemals als unanalysierbar. Nach der Etablierung einer der Selbstobjekt-Übertragungen wurde ihr Vertrauen in den Prozeß größer, und ich hörte nur noch selten von ihrem Wunsch, tot zu sein, und wenn, dann immer nur im Zusammenhang mit einer Enttäuschung über mich oder darüber, daß ein Mann nicht so auf sie reagierte, wie sie es erhofft hatte. Frau Hollands Stimmung, ihre Selbstwahrnehmung und ihr Selbstwertgefühl waren vollständig von den Reaktionen ihrer Übertragungsobjekte abhängig.

In einer Stunde erzählte mir die Patientin, daß sie einen offenen Vorstoß unternommen hatte, eine engere Beziehung mit einem Mann aufzunehmen, den sie kennengelernt und bei dem sie nach einigen angenehmen Kontakten das Gefühl entwickelt hatte, daß er sich von ihr angezogen fühlte. Der Mann ging zunächst auf sie ein, lehnte ihr Verlangen aber schließlich ab. Danach verlor sie sofort das Interesse an ihrer Arbeit, sie konnte sich nicht auf ihre täglichen Aufgaben konzentrieren, fühlte sich nihilistisch und sehr deprimiert. Sie war überzeugt, daß sie ihre sexuelle Attraktivität verloren hatte, die sie als das einzige ihr verfügbare Mittel ansah, um Menschen dazu zu bewegen, ihr nahe zu sein. Während die Patientin beschrieb, wie sie sich in solchen Perioden fühlte (hoffnungslos beschädigt und innerlich tot), war sie davon überzeugt, daß ich entweder nicht verstand, was dies für sie bedeutete, oder daß ich, selbst wenn ich dies verstünde, ihre gefühllosen und toten Anteile nicht akzeptierte; Gefühle, die sie wünschen ließen, sie wäre tot. Ich sagte ihr, daß ich sehen könne, wie schwer es für sie sei, sich von mir akzeptiert zu fühlen, wenn sie selbst diese Gefühle nicht annehmen könne. »Ja«, sagte sie, »wie kann irgend jemand wissen, was es bedeutet, in einer Grauzone zu leben? Für einen Augenblick hatte ich wieder das Gefühl, daß Sie nicht wissen, was dies für mich bedeutet, doch fast gleichzeitig fühlte ich auch, daß Sie es sehr wohl wissen. Und das Gefühl, daß Sie es wissen, ist außerordentlich befreiend«. Die darauf folgenden Assoziationen von Frau Holland führten zu Carl: Die Heftigkeit und Schärfe der sexuellen Erregung, die sie mit ihm erlebt hatte, behielten für sie prototypischen Charakter: Sie hatte sich völlig »aufgesogen« von ihm gefühlt und er von ihr. »Dies war kein gewöhnliches sexuelles Erlebnis«, sagte sie, »es war eher so, als ob ich mich in seinem Körper verlieren würde und er sich in meinem.« Solche Erlebnisse strebte sie mit ihren Liebhabern an und hoffte sie auch mit mir zu erreichen. Ihre nächsten Einfälle bezogen sich auf die Beschreibung einer Freundin und deren Empfindungen, die nach dem Genuß von Kokain auftreten: »als ob die Droge für einen Geliebten oder für jemand anderen steht, der einem das Gefühl gibt, lebendig zu sein«. Ob ich verstehen könnte, warum das Masturbieren unter der Erinnerung an das Erlebnis mit Carl für sie der einzige Weg war, sich zu trösten, wenn sie sich zurückgewiesen fühlte und bereit war, aus dem Leben zu scheiden? »Wenn ich mich so fühle, merke ich, wie weit ich mich von allem entfernt habe, was Nähe und Vertrautheit bedeuten könnte«. Dies war ein Hinweis darauf, daß Sex an sich, ohne das Gefühl der »Verliebtheit«, zu einem Mittel werden konnte, mit dem sie versuchte, Empfindungen emotionaler Isoliertheit und innerer Leblosigkeit zu überwinden.

Die Selbstobjekt-Erfahrungen, die die Patientin mit mir und mit ihren Liebhabern suchte, wiesen sowohl Verschmelzungs- als auch Spiegelungsaspekte auf: die Intensität der erotischen und sexuellen Erlebnisse erlaubten es ihr, sich völlig eins mit jemandem zu fühlen. Zugleich bestätigten diese Erlebnisse auch sie selbst: Sie war diejenige, die eine solche Lust in uns auslöste,und wir waren dabei vollkommen auf sie bezogen. Die archaische Natur der Übertragung fand ihren Ausdruck auch in dem *gebieterischen Charakter* ihres Bedürfnisses, das verlangte, daß man in der gewünschten Art auf sie reagierte, und in der Art, in der sie versuchte, diese Reaktionen zu kontrollieren. Dieser zwanghafte, gebieterische Zug ihres Versuchs, diese Reaktionen zu beherrschen, war es, der die Assoziation »süchtig« zuerst bei mir hervorrief.

Trotz der zu erwartenden, periodischen Unterbrechungen der Übertragung hatte Frau Holland das Gefühl, daß ich sie verstand (»heard« her) und daß ich in der Lage war, auf das kleine Mädchen in ihr einzugehen, das nicht nur ohne Vorbedingungen von anderen akzeptiert werden wollte, sondern das auch nach der intensiv und offen zum Ausdruck gebrachten Bestätigung verlangte, liebenswert zu sein. Ein Traum brachte dies auf schmerzliche Weise zum Ausdruck. In diesem Traum sprach jemand zwei Sprachen. Die eine dieser Sprachen war für das »Außen«, die andere für das »Innen«. »Seltsam, daß ich mir nicht ausgeschlossen vorkam«, sagte sie, »die Innen-Sprache war mehr für mich ... Sie sprechen die Sprache, die das Baby in mir versteht ...« Tags darauf sprach sie mit jemandem und sagte, daß in jedem von uns ein Kind stecke ... »Das Kind in mir kommt aus Bangladesch ... aber das Baby in dem Traum war ein gesundes, gut entwickeltes Baby.« [Ich nahm an, der Traum zeige, daß meine akzeptierende Haltung und meine emotionale Empfänglichkeit (responsiveness) für das beschädigte und gefühlsmäßig ausgehungerte Baby es ihr ermöglichten, sich langsam – zumindest in einem Traum – als gesundes, gut entwickeltes Baby zu fühlen.]

Frau Holland brachte ihre ärgerlichen Gefühle mir gegenüber mit derselben Intensität und lebhaften Beschreibung vor wie ihre sexuellen und zärtlichen. Wenn Sie sich in einem besonders verletzbaren Zustand befand, wurde sie zornig auf mich, wann immer es mir mißlang, auch nur kurzfristige Veränderungen ihrer Stimmung wahrzunehmen oder zu erkennen, was sie gerade für eine Reaktion erwartete. Dies waren Perioden, in denen nichts von dem, was ich sagte, »gut genug« war und in denen sie das Gefühl hatte, den Rest ihres Lebens damit zubringen zu müssen, nach Reaktionen zu suchen, die intensiv genug waren, um ihre Unruhe besänftigen und die depressive Leere in ihrem Innern auffüllen zu können. Wenn sie in ihrer Erwartung einer »perfekten Reaktion« frustriert worden war, kam ihre Wut ganz plötzlich und mit großer Heftigkeit an die Oberfläche. Die Intensität ihres Ärgers ließ sie manchmal sprachlos werden. Das Gefühl, mich verlassen zu wollen, kam jedoch nur einmal auf. Die Patientin sah es als eine Leistung der Analyse an, wenn sie in der Lage war, mir ruhig zu sagen, sie hätte das Gefühl, sie könne mich umbringen, wenn ich ihr »völlig abwesend« zu sein schien.

Nach etwa zwei Jahren Analyse begann Frau Holland, ihre sexuellen Kontakte mehr und mehr als bloß kurzfristige Maßnahmen zu betrachten, die sie in eine sehr prekäre Lage brachten. Sie hatte einen Traum, den sie selbst als Anzeichen dafür interpretierte, daß ihre Beziehungen ein sehr gefährliches Unterfangen waren, um zu erreichen, daß sie sich besser fühlte: Sie war in den Bergen unterwegs und der Boden fing an, sich rutschig anzufühlen. Deshalb hielt sie sich an einem Felsen fest. Doch auch der Fels geriet ins Rutschen und es sah so aus, als würde er gleich in eine Schlucht stürzen; sie konnte sich kaum an der lockeren Erde unter dem Felsen festhalten. Als der Fels sich bewegte, kamen einige unheimliche Lebewesen darunter zum Vorschein. »Die Felsen sind meine kurzlebigen Beziehungen«, sagte sie, »sie geben mir kurzfristig Halt und Sicherheit. In meinem Traum mußte ich mich von ihnen lösen, weil sie dabei waren, mich in einen Abgrund zu reißen.« Sie nahm an, daß die unheimlichen Lebewesen unter dem Felsen ihre Gefühle in bezug auf sich selbst darstellten, die sie nur so lange verbergen konnte, wie sie in der Lage war, ein »Hoch« in einer Beziehung zu erleben. Aber die Beziehungen wie auch der Felsen waren in sich gefährlich, ihr Gefühl des Wohlbefindens kurzzeitig, nur eine Illusion ...

Die Häufigkeit der Affären ging schließlich zurück, ohne daß die Patientin das Gefühl, lebendig zu sein, verlor. Sie fand heraus, daß sie sich mit der Phantasie beruhigen konnte, daß ich sie zudeckte und ihr eine gute Nacht wünschte. Solche Erlebnisse in der Übertragung dürften – im nachhinein – am besten erklären, daß ihre Fähigkeit gewachsen war, mit ihren Spannungszuständen umzugehen, und sie somit weniger gezwungen war, das symptomatische Verhalten zu wiederholen.[2]

Wie ich in meinen einleitenden Bemerkungen bereits sagte, waren die Perspektive meines Zuhörens, die Art, in der ich das Material organisierte und wie ich meine Interpretationen formulierte, von meiner selbstpsychologischen theoretischen Orientierung bestimmt. Im Laufe der Entfaltung und Vertiefung des analytischen Prozesses begann ich, mir folgende Fragen zu stellen: Was war der Ursprung von Frau Hollands Apathie, ihre Dysphorie, ihrer Depression und ihrer Suizidgedanken? Warum konnte sie eine Beziehung nicht über eine längere Zeitspanne aufrechterhalten, und warum konnte sie sich nicht stärker auf ihre Malerei konzentrieren, die ihr Spaß machte und für die sie Talent hatte? Was konnte die Symptomatik in ihrem Verhalten am besten erklären, jene »gemeinsame Endstrecke« (final common pathway), über die sie versuchte, ihre belastenden Gefühlszustände zu überwinden? Diese letzte Frage bezog sich auf die *Funktion und Bedeutung* der Reaktionen, die ihre Liebhaber zeigen *mußten*, damit sie sich lebendig, kraftvoll und energiegeladen fühlen konnte. Gab es irgend etwas im Hinblick auf den Körper dieser Männer (entweder in bezug auf ihre Erscheinung oder auf ihr Verhalten), das die Leidenschaften meiner Patientin so umgehend entzünden und eine ausgearbeitete Phantasie des permanenten Einsseins in Gang setzen konnte? Und warum schließlich behielt die Erfahrung mit Carl eine solche Kraft, daß die Erinnerung daran der Patientin helfen konnte, Depression und Apathie zu überwinden?

Das imperative Bedürfnis nach Reaktionen, die ihr halfen, ihre Funktionsfähigkeit aufrechtzuerhalten, deutete auf eine primäre Selbststörung, die durch Beeinträchtigungen der Affekt- und Spannungsregulation, durch Mangel an Vitalität und durch Anfälligkeit für Fragmentierung und Hypochondrie charakterisiert ist. Die Schwierigkeiten im Hinblick auf die Spannungsregulation waren abzulesen 1. an dem gebieterischen Bedürfnis, eine bestimmte Art des entzückten und begierigen Blicks bei einem Mann hervorzurufen, und 2. an der Art, in der Frau Holland auf Kränkungen und unvermeidliche Frustrationen reagierte: Ihre Wut war leicht zu provozieren, und in solchen Fällen wurde ihr Verhalten völlig unberechenbar. Ihre Furcht vor Kritik und ihre grandiosen Ideen in bezug auf ihre außergewöhnlichen künstlerischen Begabungen zeigten zudem, daß die frühkindliche Grandiosität bei ihr keine angemessene Transformation erfahren hatte und daß sie durch Reaktionen von seiten anderer extrem verletzbar war.

Da ihre Liebhaber diese archaischen Erwartungen nicht erfüllen und in ihren Reaktionen nicht von ihr beherrscht werden konnten, folgte auf anfängliche Verblendungen eine schnelle Desillusionierung, und ein neuer Mann mit dem »gewissen Blick« mußte gefunden werden. Dies war der Wiederholungszwang, dem Frau Holland nicht entkommen konnte. Nur im Rahmen der Analyse konnte der archaische Charakter dieser Bedürfnisse erkannt, akzeptiert und einfühlend interpretiert werden.

Die Art und das Ausmaß der Defekte ihres Selbst legten es nahe, daß ihre Schwierigkeiten nicht mit den schrillsten Aspekten ihrer Biographie, also den sexuell verführerischen, unberechenbaren, launischen und erniedrigenden Interaktionen mit dem Vater, begonnen hatten. Vielmehr war es wahrscheinlich, daß diese Defekte das Erbe von noch früheren für die Entwicklung schädlichen Erfahrungen waren. Ich vermutete, daß Frau Holland in ihrer frühen Kindheit das entwickelte, was Kohut und Wolf (1978) als »unterstimuliertes Selbst« bezeichnet haben. Die Erlebnisse mit ihrem Vater hatten, trotz ihres ausbeutenden Charakters, in vieler Hinsicht auch heilende Wirkung; sie hatten zwei wesentliche Merkmale: (a) die Erregung durch die Interaktion selbst war belebend und (b) war dies die Zeit, in der sie sich am meisten geschätzt und anerkannt gefühlt hatte. Die Tragik bestand darin, daß dieselben Erlebnisse, die ihr bei der Überwindung von Apathie und Gleichgültigkeit halfen, zugleich diejenigen waren, die zu ihrer späteren Symptomatik führten. Diese vorzeitigen, sexuell überstimulierenden und inzestuösen Erlebnisse gaben die Prototypen dafür ab, wie sie später als Erwachsene versuchte, Depression und Suizidgedanken zu überwinden.

In ihrer Diskussion der Funktion von Erotisierung und Sexualisierung haben Kohut und Wolf (1978) Personen beschrieben, auf deren sich bildendes Selbst schon sehr früh nur unzureichend reagiert wurde und die dann jeden verfügbaren Stimulus benutzten, um eine Pseudoerregung zu schaffen und so das schmerzliche Gefühl der Leblosigkeit abzuwehren, das sie zu überwältigen drohte. Kinder setzen hierbei jedes ihnen zur Verfügung stehende Mittel ein. Im Kleinkindalter schlagen sie sich die Köpfe an, in der Latenzzeit masturbieren sie zwanghaft, in der Adoleszenz verlegen sie sich auf draufgängerisches Verhalten. Erwachsene verfügen über ein größeres Repertoire von das Selbst stimulierenden Aktivitäten: im sexuellen Bereich Promiskuität oder verschiedene Perversionen und, im nichtsexuellen Bereich, Verhaltensweisen wie Glücksspiel und drogen- oder alkoholinduzierte Vergnügungen.

Als die Patientin und ich diese Mosaiksteinchen zusammensetzten, fragte sie: »Wer war wichtiger, Carl oder mein Vater?« Ich vermutete, daß beide Erfahrungen dieselbe psychologische Funktion hatten, beide halfen ihr, das Gefühl von Leere und Depression zu überwinden. In der Beziehung zu Carl – also während der Zeit der Pubertät, in der Sexualität besonders heftig erlebt wird – entdeckte sie, daß Aufbau und Lösung sexueller Erregung sie zugleich beruhigen und stimulieren konnten. In den spielerischen Interaktionen mit ihrem Vater und in Augenblicken größerer Nähe zwischen ihnen beiden empfand sie zusätzlich zu deren belebenden Wirkungen auch ein Gefühl der Zugehörigkeit und daß sie jemandem anderen etwas bedeutete. Ähnlich wie sie ihren Vater als dankbar ihr gegenüber erlebt hatte, muß auch Carl ihr dankbar dafür gewesen sein, daß sie ihn mit sexueller Erregung versorgte. Dies gab ihr das Gefühl, von jedem der beiden geschätzt und anerkannt zu werden. Der enge Körperkontakt war ein weiterer wichtiger Aspekt, den die Erfahrungen mit Carl und mit ihrem Vater gemeinsam hatten. Ich glaube, daß das Bedürfnis nach der intensiven Verbindung mit einem Mann für Frau Holland zu jener »gemeinsamen Endstrecke« geworden war, über die sie hoffte, die Gefühle der Vitalisierung und des Einsseins mit einem anderen Menschen wieder erleben zu können, die sie mit Carl und ihrem Vater erfahren hatte. Aber diese Versuche der Selbstheilung waren zum Scheitern verurteilt; ihre Affären konnten ihr – wie es einer ihrer Träume schmerzlich ausdrückte – nur kurzfristige Erleichterung verschaffen und verursachten ihr in ihrem Leben als Erwachsene ernste Schwierigkeiten.

Anfangs dachte ich, die sexuellen Aspekte dieser Beziehungen seien entscheidend dafür, daß sie Gefühle der Beruhigung und der Belebung empfand. Und bis zu einem gewissen Grad traf dies auch wirklich zu. Im Laufe der Zeit erkannte ich jedoch, daß Frau Holland nur dann auf die Erinnerung an die sexuelle Erregung mit Carl und mit ihrem Vater zurückgriff und sich nur dann mit einer ausschließlich sexuellen Beziehung zu einem Mann zufriedengab, wenn es ihr nicht gelungen war, einen Mann, in den sie sich verlieben konnte, zu finden und wenn sie sich sehr bedrückt und suizidal fühlte. Hier waren zwei Sachverhalte miteinander verknüpft, die beide wichtig waren, die für sie aber unterschiedliche Selbstobjekt-Funktionen erfüllten. Wenn es Frau Holland relativ gutging, sie sich nicht von Fragmentierung bedroht fühlte, sich aber noch nicht auf ihre künstlerische Arbeit konzentrieren konnte und allgemein dumpf und apathisch war, dann geschah es, daß sie einen Mann in der hoffnungsvollen Erwartung verfolgte, daß ihre lebenslange Apathie und Depression aufgelöst würden, wenn sie sich in ihn verliebte und er ihre Liebe leidenschaftlich erwiderte. Wenn sie sich aber suizidal fühlte und fürchtete, ihr Erregungsniveau könnte das Ausbrechen einer Psychose anzeigen, dann suchte sie Zuflucht, indem sie zwanghaft und begleitet von Phantasien über Carl und ihren Vater masturbierte, um so die Kohäsion ihres bedrohten Selbst wiederherzustellen.

Ethel Person (1988) beschreibt in *Dreams of Love and Fateful Encounters* das subjektive Erleben, das mit romantischer Liebe verbunden ist: »Verliebt zu sein ermöglicht Intimität, Priorität und Begeisterung«, schreibt Person. Subjektiv wird das vorrangige Beschäftigtsein mit dem anderen »als ein Hoch, als Befreiung und als größte Freude ...« erlebt. Idealisierung und Verschmelzungserlebnisse sind zentral für diesen Zustand. Infolge der Bedeutung der Idealisierung können Enttäuschungen über den Geliebten verheerende Folgen haben. Person vergleicht das Bezogensein von Liebenden auf ein einziges Ziel mit der Situation des Kindes, das nach seiner Mutter schreit. Und ähnlich wie das Kind mögen Liebende das Gefühl haben, daß die bloße Stärke ihres Bedürfnisses ausreichen müsse, um das Verlangen zu erfüllen; das Bedürfnis, die Gefühle eines anderen zu beherrschen, ist Teil einer normalen Liebesbeziehung.

Wenn normale Liebe zwischen Erwachsenen Züge dieser Art aufweist, um wie vieles mehr muß dies gelten, wenn das Bedürfnis nach einem solchen Erlebnis daraus erwächst, daß ein Gefühl der Leblosigkeit überwunden werden soll? Meine Patientin strebte den Zustand der Begeisterung und das damit einhergehende »Hoch« mit Entschiedenheit und Ausschließlichkeit an. Konnte dieser Zustand einmal nicht aufrechterhalten werden, so war die Beziehung beendet. Person beschreibt Menschen mit diesem spezifischen Problem als »Liebessüchtige, deren Leben im schnellen Wechsel von erotischer Erregung und Enttäuschung besteht«.

Was die körperlichen Merkmale der Männer waren, die die Aufmerksamkeit meiner Patientin am ehesten auf sich zogen, war schwer herauszufinden. Es gab aber etwas in ihrem Verhalten, das sie benennen konnte. Die Männer hatten etwas »Spielerisches« an sich, nie waren sie so ernsthaft und nüchtern wie der Ehemann der Patientin. Was sie als spielerisch interpretierte, konnte die Art sein, wie die Männer ihren Hut trugen oder wie sie ihr im Gegenzug zulächelten, allgemein ein flirtendes, verführerisches Verhalten; Merkmale, die sehr wahrscheinlich Erlebnisse mit Carl und mit ihrem Vater reaktivierten. Was einen Menschen für einen anderen attraktiv macht, gehört zu den Geheimnissen »erotischer Ästhetik«, wie Stoller schreibt: »Wir irren, wenn wir annehmen, was uns erotisch erregt, sei ein unwandelbares und universelles Erbe unserer Spezies, ohne Beziehung zur Kultur oder individueller Biographie. Auf den Gebieten der Kunst oder der Erotik existieren nur wenige ewige Wahrheiten. Alles hängt von Interpretationen ab, und Interpretationen ändern sich« (1985, S. 48).

Zusammenfassung

In diesem stark komprimierten klinischen Bericht habe ich versucht, die »Sucht« einer Patientin auf ein Gefühl der Belebung zurückzuführen, das sie dadurch erlebte, daß sie wiederholt und zwanghaft einen bestimmten Typus von Beziehungen mit Männern herzustellen suchte. Die Rekonstruktion einer archaischen Verschmelzungs- und Spiegelübertragung im Rahmen der Analyse legte die Annahme nahe, daß die Symptomatik der Patientin mit einem sehr schweren Defekt des Selbst zusammenhing, der seinen Ursprung in den frühesten Phasen ihres Lebens hatte und im Zusammenhang mit der chronischen Depression ihrer Mutter stand. Die sexuell überstimulierenden Interaktionen mit dem Vater in der Latenzzeit und mit Carl in der Pubertät waren zu wirksamen Mitteln geworden, ihre kindliche Depression zu überwinden. Die Symptomatik in ihrem Leben als Erwachsene stellte den fortgesetzten Versuch dar, die entsprechenden Erlebnisse wiederherzustellen, um funktionsfähig zu bleiben und Apathie, Depression und Suizidgedanken abzuwehren.

Übersetzung Jürgen M. Hofmann

Anmerkungen

1 Überarbeitete Fassung eines Vortrags auf der Konferenz »The psychology of addictive behavior«, veranstaltet von der American Psychoanalytic Association in Washington, D. C., im Oktober 1990.

2 Kohut (1971) hat die im Laufe einer Analyse sich vollziehenden Veränderungen auf die Ausbildung psychischer Strukturen durch »umwandelnde Verinnerlichung« (transmuting internalization) bezogen. Der Prozeß der umwandelnden Verinnerlichung läßt sich daran ablesen, daß der Patient eine größere Toleranz für die Abwesenheit des Analytikers und für das gelegentliche Unvermögen des Analytikers entwickelt, ein unmittelbares und zutreffendes empathisches Verstehen zu erreichen, und daran, daß die Sublimierungsfähigkeit des Patienten größer wird. Diese strukturellen Veränderungen führen schließlich zu einer Verminderung des symptomatischen »süchtigen« Verhaltens.

Literatur

Kohut, H. (1971), *The Analysis of the Self*, New York: International Universities Press; deutsch: *Narzißmus. Eine Theorie der psychoanalytischen Behandlung narzißtischer Persönlichkeitsstörungen*, Frankfurt a. M.: Suhrkamp 1973.

Kohut, H. (1984), *How Does Analysis Cure?*, Chicago: The University of Chicago Press; deutsch: *Wie hielt die Psychoanalyse?*, Frankfurt a. M.: Suhrkamp 1987.

Kohut, H. und Wolf, E. S. (1978), »The Disorders of the Self and Their Treatment«, in: *International Journal of Psychoanalysis* 39, 413-425. Eine geringfügig veränderte deutschsprachige Version findet sich unter dem Titel »Die Störungen des Selbst und ihre Behandlung« in: U. H. Peters (Hg.) (1980), *Die Psychologie des 20. Jahrhunderts* (Bd. 10, *Ergebnisse für die Medizin* (2). *Psychiatrie*, 667-682), Zürich: Kindler.

Person, S. E. (1988), *Dreams of Love and Fateful Encounters*, New York: Norton & Company.

Stoller, R. J. (1985), *Observing the Erotic Imagination*, New Haven: Yale University Press.

Winnicott, D. W. (1971), »Mirror-role of Mother and Family in Child Development«, in: D. W. Winnicott, *Playing and Reality* (111-118), London: Tavistock Publications; deutsch: *Vom Spiel zur Kreativität*, 128-135, Stuttgart: Klett 1973.

Hinweise zu den Autorinnen und Autoren

Haynal, André, 1930 in Budapest geboren, hat dort Philosophie und anschließend in Zürich Medizin studiert. Er ist heute praktizierender Psychoanalytiker in Genf und hat dort an der Medizinischen Fakultät eine Professur inne. Er war zweimal »visiting professor« an der Universität Stanford in Kalifornien. Zahlreiche Publikationen zu psychoanalytischen Fragestellungen, die in mehrere Sprachen übersetzt worden sind.

Kutter, Peter, Prof. Dr. med., Lehr- und Kontrollanalytiker der DPV. Psychoanalytische Ausbildung am Sigmund-Freud-Institut in Frankfurt/Main; seit 1974 Professor für Psychoanalyse im Fachbereich Psychologie. Arbeitsschwerpunkte: Sozialarbeit und Psychoanalyse; Gruppentherapie; Psychoanalyse an der Universität; Krankheitslehre der Psychoanalyse. Veröffentlichungen u. a.: *Die psychoanalytische Haltung* (mit Páramo-Ortega u. Zagermann 1988); *Moderne Psychoanalyse. Eine Einführung in die Psychologie unbewußter Prozesse* (1989).

Lichtenberg, Joseph D., M. D., Professor am Psychoanalytischen Institut des Columbia University Center in Washington, D. C., lehrte am John-Hopkins-University Humanities Center. Früher klinischer Koordinator am Sheppard and Enoch Pratt Hospital. Mitglied des Programm-Komitees der Amerikanischen Psychoanalytischen Vereinigung. Hauptherausgeber der Zeitschrift *Psychoanalytic Inquiry*. Wichtige Veröffentlichungen: *»The Talking Cure«. A Descriptive Guide to Psychoanalysis* (1985); *Psychoanalysis and Infant Research* (1983); deutsch: *Psychoanalyse und Säuglingsforschung*, 1991; *Psychoanalysis and Motivation* (1989).

Ornstein, Anna, M. D., studierte nach ihrer Befreiung aus dem Konzentrationslager in Heidelberg Medizin und ist heute Professorin für Kinderpsychiatrie an der University of Cincinnati, Ohio. Ihre Publikationen beziehen sich auf psychoanalytische Psychotherapie, Interpretation, Kinderpsychopathologie, Behandlung von Kindern und Familien sowie auf die psychische Verarbeitung von Traumatisierungen.

Ornstein, Paul H., M. D., promovierte in Heidelberg und ist heute als Professor für Psychiatrie an der University of Cincinnati in Lehre und Forschung tätig. Lehr- und Kontrollanalytiker des Cincinnati Psychoanalytic Institute. Zahlreiche Veröffentlichungen über psychoanalytische Psychotherapie, Deutungsprozeß und Selbstpsychologie. Herausgeber von *The Search for the Self. Selected Writings by Heinz Kohut*, Bd. I-IV.

Wolf, Ernest, S., M.D., geboren in Gelsenkirchen, studierte nach seiner erzwungenen Emigration an der John-Hopkins-University, ist Lehr- und Kontrollanalytiker des Chicago Psychoanalytic Institute sowie Associate Professor für Psychiatrie an der Northwestern University School of Medicine in Chicago. Arbeitsschwerpunkte: Psychoanalytische Psychologie des Selbst, adoleszente Transformation des Selbst, klinische Theorie des psychoanalytischen Heilungsprozesses, psychoanalytische Literaturinterpretation (Virginia Woolf), biographische Studien des jungen Sigmund Freud. Veröffentlichungen u. a.: »Atmosphäre und Abstinenz«, in: P. Kutter u. a., *Die psychoanalytische Haltung*, München, Wien. Verlag Internationale Psychoanalyse 1988, S. 187-206; Mitautor des Bandes *Selbstpsychologie. Weiterentwicklungen nach Heinz Kohut*, München, Wien 1989; *Treating the Self. Elements of Clinical Self Psychology* New York, London 1988 (deutsche Übersetzung in Vorbereitung).

Schöttler, Christel, Dr. med., Psychoanalytikerin und Psychotherapeutin in Gießen.